国家卫生健康委员会"

全国高等职业教育配套教材

供放射治疗技术、医学影像技术专业用

放射治疗技术
实训与习题集

主　编 刘　芳

副主编 袁峥玺　吴　强

编　者（以姓氏笔画为序）
　　　　刘　芳（山东医学高等专科学校）
　　　　许　青（复旦大学附属肿瘤医院）
　　　　吴　强（济宁医学院附属医院）
　　　　迟　锋（中山大学肿瘤防治中心）
　　　　张　涛（华中科技大学同济医学院附属协和医院）
　　　　秦颂兵（苏州大学附属第一医院）
　　　　袁峥玺（上海交通大学医学院附属第九人民医院）
　　　　黄　伟（山东第一医科大学附属肿瘤医院）
　　　　符贵山（中国医学科学院肿瘤医院）

编写秘书 李素英（临沂市肿瘤医院）

人民卫生出版社
·北京·

图书在版编目（CIP）数据

放射治疗技术实训与习题集/刘芳主编. —北京：
人民卫生出版社，2022.5
ISBN 978-7-117-33015-2

Ⅰ.①放… Ⅱ.①刘… Ⅲ.①放射治疗学-高等职业
教育-教学参考资料 Ⅳ.①R815

中国版本图书馆 CIP 数据核字（2022）第 049951 号

人卫智网	www.ipmph.com	医学教育、学术、考试、健康， 购书智慧智能综合服务平台
人卫官网	www.pmph.com	人卫官方资讯发布平台

放射治疗技术实训与习题集
Fangshe Zhiliao Jishu Shixun yu Xitiji

主 编：刘 芳
出版发行：人民卫生出版社（中继线 010-59780011）
地 址：北京市朝阳区潘家园南里 19 号
邮 编：100021
E - mail：pmph @ pmph. com
购书热线：010-59787592 010-59787584 010-65264830
印 刷：天津安泰印刷有限公司
经 销：新华书店
开 本：787×1092 1/16 印张：4.5 插页：2
字 数：121 千字
版 次：2022 年 5 月第 1 版
印 次：2022 年 6 月第 1 次印刷
标准书号：ISBN 978-7-117-33015-2
定 价：20.00 元

打击盗版举报电话：010-59787491 E-mail：WQ @ pmph. com
质量问题联系电话：010-59787234 E-mail：zhiliang @ pmph. com
数字融合服务电话：4001118166 E-mail：zengzhi @ pmph. com

前　言

　　为帮助学生更好地学习全国高等职业教育教材《放射治疗技术（第4版）》（供放射治疗技术、医学影像技术专业用），巩固所学知识，及时发现学习中存在的问题，编写组依据《放射治疗技术（第4版）》的内容，参考全国医用设备资格考试大纲，编写了配套教材《放射治疗技术实训与习题集》。

　　本教材包括两部分内容。第一部分为实训指导，重点介绍常见肿瘤的放射治疗技术、相应的实训步骤，便于实训练习。第二部分为学习指导，指出每一章节需要掌握、熟悉和了解的内容，总结出该章节重点和难点，便于学生对知识的不同程度地学习；同时按照课程内容设计了不同类型的习题，便于检测学习效果，强化记忆。

　　教材编写结合编者的教学和临床经验，力求做到准确、严谨和规范。由于时间仓促，水平所限，经验不足，难免有不妥之处，敬请读者批评指正，在此表示衷心感谢。

刘　芳

2021 年 12 月

目　　录

第一部分	实训指导

实训一　鼻咽癌模拟定位技术

【实训目的】

掌握鼻咽癌的 CT 模拟定位方法。

【实训设备】

CT 模拟定位机、头颈肩板、头颈肩膜。

【实训步骤】

1. 头颈肩板通过适配条固定于模拟定位机的床面上,或者利用激光线将头颈肩板置于硬质平面床板的中间。

2. 嘱患者先坐在治疗床正中,放射治疗技师双手扶患者肩部和后脑部让其慢慢躺下,稍微调整体位,通过观察患者的颈部与头枕的适形度选择合适型号的头枕,一般要求患者后脑和颈部与头枕形状吻合。

3. 通过激光线调整患者的头部和肩部,使患者的身体纵轴与激光线一致。

4. 将头颈肩膜放入恒温水箱(或电烤箱)中,当膜透明软化后取出,用干毛巾吸去表面水分后开始塑形。

5. 放射治疗技师站在患者的头顶方向,头颈肩膜的中心对准患者头部中线,双手均匀用力向患者两侧及后下方拉伸,使膜的边框与底座吻合,对准插孔按下锁扣或卡条固定,然后用手反复轻按头颈肩膜,使膜与患者头面部及颈肩部相吻合,特别注意前额、眉弓、鼻梁、下颌、肩等部位轮廓的塑形。待基本塑形后,将已成形的面膜取下 5s 后再次给患者戴上,这样可让空气进入面罩,加速热塑膜与患者皮肤之间、边框与底板之间的热塑膜冷却。

6. 等待足够时间后,取下塑形完成的面膜进行模拟定位。对塑形完毕的模具标识患者的姓名、院号、制作日期及头枕型号等相关信息。

7. CT 扫描。将等中心在皮肤上投影(一前,两侧),用金属点标记。扫描范围从头顶至锁骨下 3cm 范围,扫描层厚 3mm,并将获得的 CT 图像通过网络系统传输到计划系统工作站(文末彩图 1-1)。

实训二 喉癌图像引导放疗技术

【实训目的】

掌握喉癌的图像引导放疗方法。

【实训设备】

直线加速器、头颈肩板、头颈肩膜。

【实训步骤】

1. 根据患者的情况,将头枕与平板按规定的刻度位置置于床体上,保证头枕与平板放平放正。

2. 患者平躺在平板上,身体睡平,后脑部与头枕要尽量契合。双手置于身体两侧,双肩自然放松。先检查患者双眼框是否在同一水平线,鼻中隔、颈椎、胸骨(体表骨性标志)呈一直线以保证患者整体尽量睡正保持重复性,避免角度误差偏大。

3. 将面膜水平于床面,从患者面部上方小孔对准鼻尖,垂直向下包住头部,确认下巴、脸颊、颈部、肩部与模具贴合紧密,保证患者眼眶(消除恐惧)、鼻孔部外露,将周围底部卡入卡槽卡紧。摆位中保持呼吸通畅,避免患者乱动。

4. 先通过进出床方向的激光线与模具表面两侧标记对齐,再对准上下位置,最后保证左右方向准确。整个过程应主要动床值摆位,尽量少移动头枕本身,避免造成头角方向的角度误差过大。

5. 完成摆位后进入操作室开始操作。扫锥形束 CT(CBCT),确保三维误差在 0.3mm 以内,角度误差在 2° 以内(若超过阈值,则进入机房重新摆位再扫 CBCT 直到误差在阈值以内)。

6. 然后进入机房在面膜上随机贴上三个标志点(三个标志点不在同一层面上)后进入操作室开始操作,用触发器(trigger)匹配好三个点的位置后经过医师以及物理师的确认后开始治疗,一旦匹配的点动度超过设置的数值则停止出束,需要重新匹配找点或进入机房重新摆位扫描。

7. 治疗结束,机器归零,床尽量放低位,让患者下床穿好衣服,离开治疗室,技师应走在最后(文末彩图 1-2)。

实训三 食管癌图像引导放疗技术

【实训目的】

掌握食管癌的图像引导放疗方法。

【实训设备】

直线加速器、真空负压垫。

【实训步骤】

1. 根据患者的情况,将真空垫按规定的刻度位置置于床体上,根据真空垫上的标记和激光线重合,保证真空垫放正。

2. 帮助患者坐正后仰卧于真空垫上,根据定位时的体位,双臂上举给予臂部支撑或双手抱肘置于额头,两肩放松。

3. 先通过进出床方向的激光线与患者身体表面两侧标记对齐,再对准上下位置,最后保证左右方向准确。整个过程应调整床值摆位,尽量少移动患者本身。

4. 完成摆位后进入操作室开始操作。扫 CBCT,确保三维误差在 0.3mm 以内,角度误差在 2° 以内(若超过阈值,则进入机房重新摆位再扫 CBCT 直到误差在阈值以内)。

5. 治疗结束,机器归零,床尽量放低位,让患者下床穿好衣服,离开治疗室,技师应走在最后(文末彩图 1-3)。

实训四　肺癌模拟定位技术

【实训目的】

掌握肺癌的定位方法。

【实训设备】

模拟定位机、体板、真空负压垫(或发泡胶)、体膜。

【实训步骤】

1. 将体板置于模拟定位机的床上或其他硬质平面床板上,用适配条固定于床面上或通过激光灯调整体板,使其与床面的纵轴保持一致。

2. 选择合适的适配条将真空负压垫固定在体板上,或者在体板合适位置的外围设置挡板,将防水布袋平铺于外围挡板内,在患者背部的布袋内预置泡沫块利于发泡,布袋两侧可借助夹子固定在挡板两边。

3. 帮助患者坐正后仰卧于真空负压垫或防水布袋上,头部给予合适型号的头枕,或者直接用真空负压垫(或发泡胶)塑形。

4. 双臂上举给予臂部支撑或双手抱肘置于额头,两肩放松,膝部可给予固定垫支撑,有利于患者腰腹部放松。

5. 利用激光灯微调患者体位,使其体中线与床的纵轴一致。如在 X 射线模拟定位机下制作,可在透视下调整患者的颈、胸、腰椎呈一线。

6. 进行真空负压垫或发泡胶的制作。步骤同主教材第二章第四节。

7. 塑形时注意真空垫或发泡胶不要遮挡体部热塑膜固定的插孔。

8. 将体部热塑膜放入恒温水箱或电烤箱内软化至透明,用夹子取出后用手握住两侧边框,甩去并用干毛巾吸去多余水分。手背试温后迅速将膜的中线置于患者的体中线,两名技术员分别持膜的两侧边框向患者身体的后方均匀用力按入体板的固定孔或卡槽内,锁上卡扣。

9. 等待足够时间后即塑形完成,其间可借助冷毛巾或冰块加速膜的冷却。

10. 记录臂部支撑、体膜固定孔位及膝部固定的各参数,分别在真空垫或发泡胶、体部热塑膜上标记患者相关信息。

11. 若直接进行模拟定位步骤,则需让患者坐起后再次躺下,检查并确保其身体与固定垫、热塑膜之间的吻合度(文末彩图 1-4)。

实训五 乳腺癌模拟定位技术

【实训目的】

掌握乳腺癌的乳腺托架定位方法。

【实训设备】

模拟定位机、乳腺托架。

【实训步骤】

1. 固定架放置在治疗床面的稍偏患侧处,以免照射时外切野被治疗床或固定架底板部分遮挡。

2. 协助患者坐在臀托前,坐正躺下,调整头枕上下位置与患者头顶上界持平,根据是否照射锁骨淋巴结,调节头枕左右位置使头偏向健侧。

3. 根据患者的手臂功能状况、设备的局限性,分别调节双侧手臂上举和外展的角度及高度,如果患侧手臂功能不佳,两侧手臂固定的高度调整可以不一致。以充分暴露胸壁及腋下,避免手臂受照为佳。

4. 根据患者前臂的臂长调节腕托放置的位置,视手臂功能状况调节腕托的高度及角度,让患者手腕部得到比较稳定舒适的承托。

5. 调节固定架底板的高度,使固定板与床面形成一个楔形角,以此纠正患者胸壁的倾斜度来满足临床治疗的需要。

6. 核对固定架底板两侧的刻度,使固定架与床的纵轴一致。利用激光线微调患者使体中线(胸骨切迹和剑突的连线)与之重合。

7. 调节臀托或膝托,依据患者的身高及躺在固定架上的位置,将臀托固定于患者大腿根部,避免患者下滑,膝托置于患者膝部下方,增加体位固定的稳固性。

8. 体位固定实施完成,详细记录固定架的各项固定参数以备临床使用,然后进行 CT 扫描(文末彩图 1-5)。

实训六 直肠癌模拟定位技术

【实训目的】

掌握直肠癌的真空垫定位方法。

【实训设备】

模拟定位机、真空负压垫。

【实训步骤】

1. 将已检测合格的真空负压垫平铺于模拟定位机床面或其他硬质床面上,利用激光线使真空负压垫置于床面的中间,没有安装激光灯的则可通过目测来确定。

2. 将真空负压垫的气阀门接口与气泵连接进行预抽气,使其达到便于初塑形的硬度。

3. 协助患者坐于已预抽气的真空负压垫上,坐的位置可根据患者的身高、固定部位及技术员的经验进行预估,坐正后再扶其慢慢躺下,嘱患者自然放松仰卧或俯卧于真空垫内。

4. 仰卧位时可根据患者身体状况的需求,给予合适的头枕。根据布野需求让患者双臂置于胸前,或者双臂上举。俯卧位时则可让患者双臂交叉置于额下。

5. 根据病变范围通过激光线微调患者的身体,确保其身体的纵轴线要呈一条直线且与激光线平行。确保身体的左右两侧在同一水平面,避免一边高一边低而引起身体的左右旋转,尽量保证患者体位的正、直、平。

6. 预塑形 将患者身体两侧的真空负压垫折叠,并向患者身体的空隙处轻轻推挤、填塞,使负压垫与患者的身体轮廓贴合。若仅对双下肢进行固定,应先将双腿之间的真空负压垫堆积垫高,再分别将双下肢两侧的真空负压垫折叠。

7. 继续抽气,同时对真空负压垫局部进行按压、修整塑形,等待其变硬完成塑形。

8. 在真空负压垫上标记患者姓名、院号、制作日期等相关信息,然后进行 CT 扫描(文末彩图 1-6)。

实训七 前列腺癌 CBCT 放疗技术

【实训目的】

掌握前列腺癌的 CBCT 图像配准方法。

【实训设备】

直线加速器、体板、体膜。

【实训步骤】

1. 将体板用适配条固定在加速器床面上,使其与床纵轴保持一致。体板应保证水平放置,不应有倾斜和旋转。

2. 帮助患者坐正后仰卧于体板上,根据定位时的体位,双臂上举,手抱肘置于额头,右手在上,左手在下,两肩放松。

3. 打开激光灯,调整定位床前后使激光灯与体板刻度 15cm 处重合,升床,使水平激光灯到患者腋中线,调整患者体位使激光灯与患者体表摆位辅助线重合。

4. 取出患者体膜,仔细核对患者信息、头枕和固定孔信息,将体膜扣到患者身上,将固定卡扣锁定,检查并确保其身体与体板、热塑膜之间的吻合度,询问患者是否呼吸顺畅,有无其他不适。

5. 调整治疗床,使激光灯与体膜上的治疗中心的十字线重合。在机房内旋转机架一圈确保机架与治疗床和患者相对位置安全。再次核对患者,检查是否需要放置填充物、楔形板等,确保一切无误后离开。

6. 完成摆位后进入操作室开始操作。加载 CBCT 野,选择盆腔扫描条件（120kV、40mA、40ms）机架旋转 360°做 CBCT 扫描,获取冠状面、矢状面、横断面的三维 CT 图像。

7. 以计划 CT 图像为参考图像进行配准。配准范围包含整个靶区和一些位置相对固定的骨性标记及感兴趣区,尽量避开易于运动的组织和器官。选择骨性自动配准。

8. 选择合适的窗宽、窗位检查配准后图像,确保三维误差在 0.3mm 以内,角度误差在 3°以内（若超过阈值,则进入机房重新摆位再扫 CBCT 直到误差在阈值以内）。

9. 若配准中发现问题,如因患者体重改变发生身体轮廓变化,靶区及周围组织发生位移和变形,及时通知主管医生,采取对应措施。

10. 在线校正位置后开始治疗,治疗结束,机器归零,床尽量放低位,让患者下床穿好衣服,离开治疗室,放射治疗技师应走在最后（文末彩图 1-7）。

实训八　宫颈癌模拟定位技术

【实训目的】

掌握宫颈癌的体膜制作和 CT 定位方法

【实训设备】

大孔径定位 CT 模拟机、体板、热塑膜

【实训步骤】

1. 固定装置准备　将体板用适配条固定在大孔径定位 CT 的床面上,使其与床纵轴保持一致。体板应保证水平放置,不应有倾斜和旋转。

2. 患者准备　患者自备带有刻度的饮水杯,排空小便后饮定量水（常规 500～700ml）,饮水后记录时间。

3. 患者脱去所有上衣,裤子褪到膝盖位置,保留纯棉内裤,协助患者坐在体板上,坐的位置可根据患者的身高、固定部位及技术员的经验进行预估,坐正后再扶其慢慢躺下,嘱患者自然放松仰卧于体架之上。

4. 仰卧位时可根据患者身体状况的需求,给予合适的头枕。根据布野需求让患者双臂上举置额头处,右手在上,左手在下。

5. 根据病变范围通过激光线微调患者的身体,确保其身体的纵轴线要呈一条直线且与激光线平行。确保身体的左右两侧在同一水平面,避免一边高一边低而引起身体的左右旋转,尽量保证患者体位的正、直、平。调整定位床前后使激光灯与体板刻度 15cm 处重合,升床使水平激光灯到患者腋中线,此时用标记笔沿激光灯在体表标记三个十字线为摆位辅助线。

6. 将热塑膜放入恒温水箱或电烤箱内软化至透明,用夹子取出后用手握住两侧边框,甩去并用干毛巾吸去多余水分。手背试温后迅速将膜的中线置于患者的体中线,两名技术员分别持膜的两侧边框向患者身体的后方均匀用力按入体板的固定孔或卡槽内,锁上卡扣。

7. 等待足够时间后即塑形完成,其间可借助冷毛巾或冰块加速热塑膜的冷却。

8. 在体膜上标记患者姓名、院号、制作日期、头枕和固定孔等相关信息。

9. 待病人有尿意或 1h 后行 CT 扫描(保证膀胱在适当充盈状态),需让患者坐起后再次躺下,检查并确保其身体与体板、热塑膜之间的吻合度。

10. 调整定位床前后和上下位置,使两侧激光定位指示点尽量接近治疗靶区位置,在激光定位指示点体膜的左、右、前位置贴定位标签纸,并用细笔分别画左、右、前 3 个"十"字形定位参考标记点。最后在标记点上贴可成像标志物。

11. 将定位床移入 CT 机架内并打开 CT 内激光灯,前后调整床的位置,使内激光垂直指示线与患者体膜定位参考标志点重合,重合时刻该位置设定零位,将床进一步推入机架内,使激光指示线置于患者扫描下界体表位置。

12. 行 CT 扫描。设定扫描范围时注意要将 CT 定位参考点包括在扫描范围内,通常设定在第 10 胸椎下缘至坐骨结节下缘下 2cm 范围。扫描层厚和层距一般是 5mm。扫描完成后仔细检查图像并将获得的 CT 图像通过网络系统传输到计划系统工作站。

13. CT 定位结束,定位床退出机架,床尽量放低位,让患者下床穿好衣服,离开定位室,技师应走在最后(文末彩图 1-8)。

实训九　垂体瘤模拟定位技术

【实训目的】

掌握垂体瘤的 U 形面膜的制作和 CT 定位方法

【实训设备】

大孔径定位 CT 模拟机、U 形头部网状热塑膜、头部平板架

【实训步骤】

1. 固定装置准备　将头部平板架用适配条固定在大孔径定位 CT 的床面上,使其与床纵轴保持一致。头架应保证水平放置,不应有倾斜和旋转。

2. 患者准备　患者尽量剪短发,穿单件较薄无领的圆领或 V 领的衣服,除去身上所佩戴的耳环、项链、发夹及金属义齿等。

3. 协助患者缓慢躺下,头置于头枕上,不可扭头往后看,防止脊柱扭曲,使患者自然放松,不可有僵硬体态,双手置身体两侧,掌心向内,避免背部有挤压和牵拉。

4. 仰卧位时可根据患者身体状况的需求,给予合适的头枕。保证患者头部与头枕之间无空隙,颈部与头枕接触部位无皮肤皱褶,患者舒适。

5. 打开激光灯,使患者体中线与纵向激光灯重合,使用两侧激光灯校正患者两外耳孔在同一水平面。尽量保证患者头部的正、直、平。

6. 将头膜放入恒温水箱(或电烤箱)中,当膜透明软化后取出,用干毛巾吸去表面水分后开始塑形。

7. 放射治疗技师站在患者的头顶方向,头膜的中心对准患者头部中线,双手均匀用力向患者两侧及后下方拉伸,使膜的边框与底座吻合,对准插孔按下锁扣或卡条固定,然后用手反复轻按头膜,使膜与患者头面部相吻合,特别注意前额、眉弓、鼻梁、下颌等部位轮廓的塑形。待基本塑形后,将已成形的面罩取下 5s 后再次给患者戴上,这样可让空气进入面罩,加速热塑膜与患者

皮肤之间、边框与底板之间的热塑膜冷却。

8. 等待足够时间后,对塑形完成的面膜标识患者的姓名、院号、制作日期、头枕等相关信息。

9. 调整定位床前后和上下位置,使两侧激光定位指示点尽量接近治疗靶区位置,在激光定位指示点体膜的左、右、前位置贴定位标签纸,并用细笔分别画左、右、前 3 个"十"字形定位参考标记点。最后在标记点上贴可成像标志物。

10. 将定位床移入 CT 机架内并打开 CT 内激光灯,前后调整床的位置,使内激光垂直指示线与患者体膜定位参考标志点重合,重合时刻该位置设定零位,将床进一步推入机架内,使激光指示线置于患者扫描下界体表位置。

11. 行 CT 扫描。设定扫描范围时注意要将 CT 定位参考点包括在扫描范围内,通常设定在颅顶至第二颈椎范围。在设定上下界时需保证有足够的宽度范围,即扫描视野(FOV)应足够大。扫描层厚和层距一般是 3mm。扫描完成后仔细检查图像并将获得的 CT 图像通过网络系统传输到计划系统工作站。

12. CT 定位结束,定位床退出机架,床尽量放低位,让患者下床穿好衣服,离开定位室,放射治疗技师应走在最后(文末彩图 1-9)。

实训十　淋巴瘤模拟定位技术

【实训目的】

掌握淋巴瘤模拟机体位验证方法

【实训设备】

模拟定位机、头颈肩板、头颈肩膜

【实训步骤】

1. 头颈肩板通过适配条固定于模拟定位机的床面上,选择与头颈肩膜一致的头枕。

2. 嘱患者先坐在治疗床正中,放射治疗技师双手扶患者肩部和后脑部让其慢慢躺下,放射治疗技师站在患者的头顶方向,头颈肩膜的中心对准患者头部中线,双手均匀用力同时按下锁扣,使膜的边框与底座吻合,使锁扣或卡条固定,使膜与患者头面部及颈肩部相吻合,特别注意前额、眉弓、鼻梁、下颌、肩等部位轮廓的重合。

3. 调整治疗床,使激光灯与头颈肩膜上的 CT 定位中心的十字线重合。再次核对患者信息和参数,确保一切无误后离开。

4. 完成摆位后进入操作室开始操作。打开患者模拟机复位计划,将患者移床数据输入模拟机,执行移床数据,并在治疗记录单上详细记录。

5. 机架 0°时,选择头部正位摄影条件(80kV、40mA、4ms)拍摄垂直位 X 射线验证片,旋转机架到 90°或 270°,选择头部侧位拍摄条件(80kV、40mA、40ms)拍摄水平位 X 射线验证片。

6. 验证片与计划设计的正交位数字放射影像重建(DRR)图像进行比对,通过选择合适的窗宽、窗位,观察等中心点和测定较为明显的骨性标志的相对位置,由主管医生和放射治疗技师共同判断等中心点的准确性,如符合要求就将患者影像资料保存。

7. 若出现等中心点误差<3mm,可按照 DRR 图像的位置进行移床调整,然后再重新拍摄验

证片,并记录各个方向上的移床数据。若出现误差>5mm 的,排除其误差产生的原因,重新摆位验证,若通过重复等中心点误差仍然>5mm,应停止复位,由主管医生采取对应措施。

8. 图像对比合格后,在患者头颈肩膜标记治疗中心,并读取"0"位源皮距,确认数值与计划一致。

9. 复位结束,床尽量放低位,让患者下床穿好衣服,离开定位室,放射治疗技师应走在最后(文末彩图 1-10)。

(袁峥玺 吴强)

第二部分

第一章 总 论

【学习目标】

1. 掌握 放射治疗技术在肿瘤临床治疗中的地位和价值。
2. 熟悉 与放射治疗技术相关专业的形成和发展的基本情况。
3. 了解 放射治疗技术的发展趋势及本学科的相关知识。
4. 具有 放射治疗技师必备的基本理论知识及职业素养。

【重点和难点】

(一) 放射治疗技术研究的范畴

1. 放射治疗技术的定义 是以放射物理学和放射生物学知识为基础,借助于放射线的电离辐射作用进行研究和探讨对恶性肿瘤(偶尔用于良性疾病)进行治疗的一门学科,是肿瘤学与放射学交叉结合而产生的一门临床学科,其关注的重点在于临床的实践和操作技巧。其根本目的就是最大限度地消灭肿瘤,同时最大限度地保护正常组织和器官的结构与功能,努力提高患者的长期生存率和改善其生存质量。

2. 放射物理学的形成与发展 放射物理学是随着放射线和天然放射性元素的发现和应用而产生的,以治疗人类疾病为目的的临床放射物理学是放射物理学的一个重要分支。临床放射物理学随着放射治疗设备、影像设备和计算机技术的发展而发展,并不断地根据临床工作中遇到的问题和临床的需求为学科发展的目标。

3. 放射生物学的形成与发展 放射生物学的发展一方面随着放射治疗新技术的出现不断开拓出其新的研究领域和研究层次;另一方面它更加贴近临床并企图解释或解决临床肿瘤放射治疗中所面临的一系列问题,并为改善肿瘤放射治疗的疗效提供了有力武器。

4. 临床肿瘤放射治疗学的形成与发展 肿瘤放射治疗已经从二维时代进入三维时代,从粗糙的常规照射进入了精准放射治疗时代。放射治疗的疗效也有了显著的提高,而相应的一些副作用则明显减少。肿瘤患者存在个体化的差异,需要根据患者的具体情况采用合适的放疗设备并制定一个合理的个体化治疗方案,以取得最好的治疗疗效。

(二) 放射治疗在肿瘤治疗中的地位

1. 放射治疗所涉及的学科 放射治疗是一门涉及使用复杂放射治疗设备进行肿瘤疾病治

疗的学科,其基础涉及放射物理学、放射生物学、医学影像学、临床肿瘤学和医学伦理学等基本知识,是临床治疗恶性肿瘤的三大主要手段之一(手术、化学治疗、放射治疗)。

2. 肿瘤放射治疗局部控制的重要性

(1) 根治性治疗:指肿瘤通过单纯放射治疗就可以治愈。

(2) 辅助性或联合治疗:常需要与其他的治疗方法相结合,例如与外科治疗或化学治疗相结合以提高肿瘤治疗的疗效。

(3) 姑息性治疗:对治愈希望不大,但患者有许多由肿瘤引起的症状,通过放射治疗可以有效地缓解这些症状,改善其生存质量。

(三) 放射治疗在肿瘤综合治疗中的应用

1. 放射治疗与手术治疗的联合应用

(1) 术前放射治疗:可以有效地杀灭肿瘤周围亚临床病灶内的肿瘤细胞,缩小肿瘤体积,提高手术切除率,降低肿瘤的分期,减少手术中肿瘤细胞播散的可能性。缺点是常常影响其组织病理学诊断,部分已经有远处转移的患者,不能从术前放射治疗中得到受益。

(2) 术中放射治疗:指手术切除肿瘤后,对瘤床或残留病灶直接进行的电子线的一次性照射。术中照射是单次大剂量,放射生物学效应对晚反应组织不利,常需要与术后外照射配合应用。

(3) 术后放射治疗:应根据手术后病理学检查(如手术残端、淋巴结转移情况等)的结果有选择性地进行。在多种肿瘤的临床研究中证实,术后放射治疗可以降低其局部复发率。缺点是并不减少术中肿瘤的种植,而且手术打乱了正常组织的血液供应,导致照射区域内肿瘤组织的放射敏感性降低。

2. 放射治疗与化学治疗的联合应用

(1) 诱导放化疗:目的是使肿瘤缩小,从而使照射野缩小,更好地保护正常组织,提高局部的照射剂量。在恶性淋巴瘤、肾母细胞瘤等肿瘤治疗中,放化疗联合应用的疗效提高已得到公认。

(2) 同步放化疗:目的是提高疗效,如局部晚期不能手术切除的非小细胞肺癌。但是同步放化疗治疗的副作用较大,应严格掌握其适应证。

(3) 序贯放化疗:先放射治疗后化学治疗,或者先化学治疗后放射治疗,而后再进行化学治疗,目的是提高患者的耐受性,但总的治疗时间可能会延长。

(四) 放射治疗与热疗的联合应用

1. 热疗与放射治疗联合应用　肿瘤细胞对温热的敏感性较正常组织的细胞高,热对低氧细胞的杀灭与足氧细胞相同,即加热能减少放射线的氧增强比,加热能选择性地作用于细胞周期中对放射线抗拒的 S 期细胞,并使 S 期细胞变得对放射线敏感。同时,加热也可抑制放射性损伤的修复。

2. 热疗与放射治疗的顺序和时间间隔　热疗与放射治疗的顺序对治疗效果的影响不大,而热疗与放射治疗之间的间隔时间则十分重要,当热疗与放射治疗同步进行时,可获得最大的热增强比,实验结果表明,热疗与放射治疗之间的间隔时间以不超过 4h 为宜。

(五) 放射治疗技术发展的趋势

1. 精确化　放射治疗技术主要包括立体定向放射治疗技术、三维适形放射治疗技术、适形调强放射治疗技术三个方面,放射治疗已进入精确放疗时代。

2. 靶向化　高传能线密度(LET)射线布拉格峰的应用,放射性核素靶向放射治疗,肿瘤靶区确定的优化。

3. 个体化 不同病理类型的肿瘤具有不同的放射敏感性,遗传学和基因组学的发展将改变临床医师用药和放射治疗的模式。

4. 联合治疗模式临床化 手术、放射治疗和化学治疗作为单一手段治疗肿瘤的时代已经一去不复返,肿瘤的多学科联合治疗成为临床治疗的一个常态。

【习题】

(一) 名词解释

1. 放射治疗技术的定义
2. 放射生物学的"4R"概念
3. 传能线密度
4. 术中放射治疗
5. 序贯放化疗

(二) 填空题

1. 临床治疗恶性肿瘤的三大主要有效措施为_____、_____和_____。
2. 精确放射治疗技术主要包括_____、_____、_____和图像引导放射治疗技术四个方面。
3. 放射治疗与手术治疗的联合应用主要有_____、_____和_____。
4. 放射治疗与化学治疗的联合应用主要有_____、_____和_____。
5. 放射治疗技术发展的趋势是_____、_____、_____和_____。
6. 放射治疗是一门涉及使用复杂放射治疗设备进行肿瘤疾病治疗的学科,其基础涉及_____、_____、_____、_____和_____等基本知识。

(三) 选择题

[A1 型题]

1. 脑瘤首选的治疗手段为
  A. 手术治疗   B. 放射治疗   C. 化学治疗
  D. 靶向治疗   E. 中药治疗

2. 依据放射生物原理,线性二次方程的转换公式比较成功,显示
  A. 提高肿瘤的控制率   B. 延长肿瘤患者的生存期
  C. 改善肿瘤患者的生活质量   D. 可能在放射治疗的个案化中有一定作用
  E. 有一定的放射增敏作用

3. 细胞周期中放射敏感性最高的是
  A. S 期   B. M 期 G2 期   C. G1 期
  D. G0 期   E. G2 期

4. 对适形放射治疗临床价值的描述,**不准确**的是
  A. 高剂量分布区与靶区的三维形状的适合度较常规治疗大有提高
  B. 进一步减少了周围正常组织和器官卷入射野的范围
  C. 靶区处方剂量的进一步提高和周围正常组织并发症的减低
  D. 能使所有患者的生存率得到提高
  E. 有可能改变传统的剂量分次模式,加大分次剂量和减少疗程分次数,使疗程缩短

5. 适形放疗的基本目标是
  A. 杀灭肿瘤细胞   B. 提高肿瘤致死剂量

   C. 提高正常组织耐受剂量   D. 提高治疗增益比

   E. 提高剂量率

6. 下述说法**错误**的是

   A. 放射敏感性和放射治愈性是两个不同的概念

   B. 射线造成 DNA 损伤包括单链断裂和双链断裂

   C. 正常组织的放射效应分为早期反应、中期反应和晚期反应

   D. 热疗可以增加放射敏感性

   E. 高 LET 射线对氧效应的依赖性小

7. 高 LET 射线的特点**不包括**

   A. 相对生物效应低   B. 不造成细胞亚致死损伤

   C. 不存在或少存在细胞修复   D. 氧增强比约等于 1

   E. 对剂量改变的影响不显著

8. 下列是放射保护剂的是

   A. 硝基咪唑   B. 氨磷汀   C. 紫杉醇

   D. 甘氨双唑钠   E. 顺铂

9. 关于 LET 的描述,正确的是

   A. 高 LET 指剂量单位上的能量转换

   B. 高 LET 指长度单位上的转换

   C. 高 LET 指次级粒子径迹单位长度上的能量转换

   D. 高 LET 指生物效应高,氧增强比高

   E. 高 LET 不具有布拉格峰特征

10. 下列**不属于**肿瘤放射治疗"4R"原理的是

   A. 肿瘤细胞放射损伤后再修复   B. 肿瘤细胞的再增殖

   C. 肿瘤细胞分裂周期的再分布   D. 肿瘤细胞的再凋亡

   E. 肿瘤内乏氧细胞的再氧合

11. 经典适形治疗的三维适形放射治疗(3DCRT)指

   A. 正常组织所受剂量极小的放疗

   B. 在照射方向上,照射野的形状必须处处与病变(靶区)的形状一致

   C. 射野内剂量处处相等

   D. GTV 高剂量

   E. CTV 高剂量

12. 1970 年,Steiner 和 Leksell 首次用 γ 刀(伽马刀)治疗并获得成功的是

   A. 鼻咽癌   B. 脑转移瘤   C. 癫痫

   D. 人脑动静脉畸形   E. 垂体瘤

13. 姑息治疗的首要目的

   A. 提高患者的肿瘤控制率   B. 延长患者生命

   C. 根治肿瘤   D. 维持或改善患者生活质量

   E. 避免广泛转移

14. 对于放射增敏剂的叙述,**不正确**的是

   A. 可以提高射线对生物体的杀伤效应

   B. 可同时进入肿瘤组织和正常组织

C. 对肿瘤组织和正常组织都可提高放射效应

D. 肿瘤放射效应大于正常组织效应

E. 肿瘤与正常组织效应相同

15. 肿瘤放射治疗加热增敏需要达到的温度是

A. 1~35℃   B. 35~41℃   C. 41~45℃

D. 45~51℃   E. 51~55℃

16. 低 LET 射线应小于

A. 50keV/μm   B. 40keV/μm   C. 30keV/μm

D. 20keV/μm   E. 10keV/μm

17. 立体定向放射治疗技术主要用于肿瘤的根治性治疗和转移瘤的局部治疗时其肿瘤的大小应该为

A. >2cm   B. >5cm   C. <5cm

D. <7cm   E. <8cm

18. 放射治疗技师学习肿瘤学的目的是

A. 了解肿瘤的解剖位置

B. 了解肿瘤周围器官的解剖位置

C. 了解肿瘤组织的放射生物效应

D. 了解哪些器官需要避开或铅挡保护

E. 了解肿瘤的发生、发展和转移规律及治疗摆位时应注意的事项

19. 医用电子直线加速器开始用于肿瘤治疗的年份为

A. 1945 年   B. 1953 年   C. 1956 年

D. 1962 年   E. 1978 年

(四) 简答题

1. 简述放射治疗对肿瘤局部控制的重要性。

2. 简述放射治疗在肿瘤治疗中的地位。

【参考答案】

(一) 名词解释

1. 放射治疗技术的定义:放射治疗技术是以放射物理学和放射生物学知识为基础,借助于放射线的电离辐射作用进行研究和探讨对恶性肿瘤(偶尔用于良性疾病)进行治疗的一门学科,是肿瘤学与放射学交叉结合而产生的一门临床学科,其关注的重点在于临床的实践和操作技巧。其根本目的就是最大限度地消灭肿瘤,同时最大限度地保护正常组织和器官的结构与功能,努力提高患者的长期生存率和改善其生存质量。

2. 放射生物学的"4R"概念:即放射损伤的再修复、肿瘤细胞的再增殖、乏氧细胞的再氧化和细胞周期的再分布,"4R"理论至今仍指导临床放射生物学研究的基础。

3. 传能线密度:放射粒子在每个单位距离上释放的能量率定义为传能线密度,用 keV/U 表示,重粒子或重离子射线一般大于 100keV/U,称高 LET 射线。

4. 术中放射治疗:指手术切除肿瘤后,对瘤床或残留病灶直接进行的电子线的一次性照射。术中照射是单次大剂量,放射生物学效应对晚反应组织不利,常需要与术后外照射配合应用。

5. 序贯放化疗:即先放射治疗后化学治疗,或者先化学治疗后放射治疗,而后再进行化学治

疗,目的是提高患者的耐受性,但总的治疗时间可能会延长。

（二）填空题

1. 手术 化学治疗 放射治疗

2. 立体定向放射治疗技术 三维适形放射治疗技术 适形调强放射治疗技术

3. 术前放射治疗 术中放射治疗 术后放射治疗

4. 诱导化疗 同步放化疗 序贯放化疗

5. 精确化 靶向化 个体化 联合治疗模式临床化

6. 放射物理学 放射生物学 医学影像学 临床肿瘤学 医学伦理学

（三）选择题

1. B　　2. A　　3. B　　4. D　　5. A　　6. C　　7. A　　8. B　　9. C　　10. D

11. B　　12. D　　13. D　　14. E　　15. C　　16. E　　17. C　　18. E　　19. B

（四）简答题

1. 放射治疗对肿瘤的局部控制性主要有三个方面的作用。第一种是根治性治疗,指肿瘤通过单纯放射治疗就可以治愈;第二种是辅助性或联合治疗,常需要与别的治疗方法相结合,例如与外科治疗或化学治疗相结合可提高肿瘤治疗的疗效;最后一种是姑息性治疗,对治愈希望不大,但患者有许多由肿瘤引起的症状,通过放射治疗可以有效地缓解这些症状,改善其生存质量。

2. 放射治疗是一门涉及使用复杂放射治疗设备进行肿瘤疾病治疗的学科,其基础涉及放射物理学、放射生物学、医学影像学、临床肿瘤学和医学伦理学等基本知识,是肿瘤治疗中应用广泛、疗效确切的治疗方法,也是其主要的局部治疗手段。放射治疗是临床治疗恶性肿瘤的三大主要有效措施(手术治疗、化学治疗和放射治疗)之一。通过与手术治疗、化学治疗、热疗和其他一些治疗的联合应用可以进一步提高肿瘤治疗的疗效。

（张 涛）

第二章　放射治疗体位固定技术

【学习目标】

1. 掌握　放射治疗体位的确定和体位辅助固定的选取原则;热塑膜和真空负压垫的应用和实施。

2. 熟悉　发泡胶、热软化塑形垫、水活化塑形垫及各种体位固定架的应用和实施。

3. 了解　各种体位固定装置和辅助设备在不同部位、不同病种的工作机制。

4. 具有　良好的医患沟通能力;为患者选择合适体位并灵活运用固定技术的意识。

【重点和难点】

（一）放射治疗体位固定技术的重要性

放射治疗体位固定技术是精确放射治疗的重要保障,包括体位与固定装置的选择、固定模具的制作及固定方式的应用实施等。放射治疗除了需要精确勾画的治疗靶区,精准设计的治疗计划外,还需要保证放射治疗过程中治疗计划得到准确地执行。其中每天患者体位的重复性和稳定性最为关键,重复性越高,说明每一次射线照射在靶区的准确率越高。稳定性越好,说明在整个照射过程中患者体位的位移越少。患者体位固定的好坏是影响放射治疗疗效的重要因素之一。

（二） 放射治疗体位固定技术的应用

在放射治疗体位固定技术的临床应用中,应遵循流程标准化、操作规范化的原则。由于每次放射治疗体位固定技术的选择是针对每一位患者的个体化定制,因此需根据不同病种、不同照射部位及患者自身的身体情况,灵活应用、合理组合,尽可能地做到重复性高、稳定性好、适形性佳,满足临床需求。这就要求我们能够准确了解各种体位固定装置和辅助设备在不同部位、不同病种的工作机制,根据放射治疗体位和体位辅助固定的选取原则,准确应用适合每一位患者的放射治疗体位固定技术。

（三） 应用放射治疗体位固定技术的职业素养

进行放射治疗体位固定前,需要跟患者充分沟通,帮助他们做好患者准备工作,使其在体位固定实施过程中放松身心、积极配合,为患者此后的精准定位、精准计划和精准治疗打下一个坚实的基础。

【习题】

（一） 名词解释

放射治疗体位固定技术

（二） 填空题

1. 临床上常用的体位固定架种类繁多,按功能及人体固定部位的不同可分为_____、_____、_____、_____及_____。

2. 仰卧位乳腺专用固定架在手臂固定部分设有多环节支撑固定,包括_____、_____及_____,能很好地根据患者术后手臂上举功能恢复情况进行多角度的调节;下半部分设有_____或_____,可防止患者身体在治疗过程中的下滑,保证患者每次躺在固定架上的位置一致。

3. 体位固定辅助装置选取要遵循的原则有_____、_____、_____、_____、_____、_____。

（三） 选择题

[A1 型题]

1. 关于放射治疗体位选择的原则,以下描述正确的是
   A. 应在临床诊断后确定
   B. 治疗方案对放射治疗体位选择影响不大
   C. 应结合患者的身体情况考虑可重复性
   D. 应使患者保持舒服的姿势
   E. 对同一种疾病每个患者的体位相同

2. 在放射治疗体位辅助固定的选取时,下列一般**不需要**考虑的是
   A. 体位的重复误差　　　　　　B. 直线加速器的机械限制
   C. 肿瘤自主和不自主的位移　　D. 治疗时间的长短
   E. 治疗靶区的范围

3. 用可生物降解的高分子记忆材料聚己内酯制成的热塑膜片制作热塑膜时,应放入多少温度的恒温水箱或电烤箱内软化至透明且柔软
   A. 38~42℃　　　　　　　B. 48~52℃　　　　　　　C. 58~62℃
   D. 68~72℃　　　　　　　E. 78~82℃

[A2 型题]

4. 患者,女,67 岁。上段食管癌。准备直线加速器治疗室做调强放疗,根据患者病情及所使用的放射治疗术,患者最适合选择的体位及辅助固定装置是
   A. 俯卧位,真空负压垫
   B. 仰卧位,真空负压垫+体膜+对应体位固定架
   C. 仰卧位,头膜+头枕+对应体位固定架
   D. 仰卧位,头颈肩膜+头枕+对应体位固定架
   E. 仰卧位,真空负压垫+头颈肩膜+对应体位固定架

5. 患者,男,6 岁,髓母细胞瘤,准备进行全脑全脊髓的三维适形调强放射治疗。以下最为合适的体位及固定方式为
   A. 俯卧位,头部固定架联合头膜固定头部,发泡胶固定体部
   B. 俯卧位,头部固定架联合头膜固定头部,真空负压垫固定体部
   C. 仰卧位,一体化多功能固定架联合发泡胶、头颈肩膜,体膜固定
   D. 仰卧位,一体化多功能固定架联合热软化塑形垫、头颈肩膜,体膜固定,头膜做开孔设计
   E. 仰卧位,一体化多功能固定架联合水活化塑形垫、头颈肩膜,体膜给予固定,头膜做开孔设计

6. 患者,女,56 岁,宫颈腺癌,无手术指征,放射治疗时无须做腹膜后淋巴结预防性照射,以下最为合适的体位及固定方式为
   A. 仰卧位,双手交叉置于胸前,单独使用真空负压垫固定患者双下肢
   B. 仰卧位,双臂抱肘置于额头,单独使用真空负压垫固定患者双下肢
   C. 仰卧位,双臂抱肘置于额头,单独使用发泡胶固定患者
   D. 俯卧位,单独使用盆腔专用固定架固定患者
   E. 俯卧位,单独使用真空负压垫固定患者

[B 型题]

(7~9 题共用备选答案)
   A. 俯卧位　　　　　　　　B. 仰卧位　　　　　　　　C. 截石位
   D. 胸膝位　　　　　　　　E. 侧卧位

7. 患者,女,66 岁,外阴癌全盆腔照射后,外阴部补量宜采用什么体位

8. 患者,男,48 岁,肛门癌肛门局部复发,宜采用什么体位

9. 患者,男,10 岁,室管膜瘤宜采用什么体位

[C 型题]

10. 患者在放射治疗时常用的治疗体位是
   A. 仰卧位　　　　　　　　B. 俯卧位　　　　　　　　C. 站立位
   D. 侧卧位　　　　　　　　E. 斜卧位

11. 下列需采用全脑全脊髓照射技术的情况是
   A. 髓母细胞瘤　　　　　　　B. 松果体区生殖细胞瘤
   C. 胶质瘤　　　　　　　　　D. 分化差的室管膜瘤
   E. 白血病脑侵犯

(四) 简答题

1. 关于头颈部肿瘤放射治疗的体位固定,在头颈肩板联合热塑膜固定的实施中,可分别选用哪些体位辅助固定装置来替代头枕? 它们各自又有哪些特点?

2. 盆腔肿瘤放射治疗有专用的盆腔专用固定架,其优势在哪里?

【参考答案】

(一) 名词解释

放射治疗体位固定技术是精确放射治疗的重要保障,包括体位与固定装置的选择、固定模具的制作及固定方式的应用实施等。放射治疗体位固定技术的选择是针对每一位患者的个体化定制,因此需根据不同病种、不同照射部位及患者自身的身体情况灵活应用,保证患者在体位固定装置中能够有效减少其治疗过程中的不自主位移,保证其体位的重复性和稳定性。

(二) 填空题

1. 头部固定架　头颈肩板　手臂固定架　体板　乳腺专用固定架　盆腔专用固定架　全身固定系统

2. 臂部　腕部　手部　臀垫　膝垫

3. 射线穿透性好　固定效果佳　稳定性好　舒适性佳　操作简单　安全、经济

(三) 选择题

1. C　　　2. D　　　3. D　　　4. E　　　5. E　　　6. A　　　7. C　　　8. D
9. B　　　10. ABDE　　11. ABDE

(四) 简答题

1. 在头颈肩板联合热塑膜固定的实施中,可分别选用真空负压垫、发泡胶、热软化塑形垫、水活化塑形垫等体位辅助固定装置来替代头枕。它们各自的特点如下:

(1) 真空负压垫:使用范围广,操作简单,塑形快速,使用的步骤容易掌握,塑形不理想时可随意恢复至原形后再重新塑形。材料防水环保,受污染后易清洁,对环境的损害少。但缺点是受重压后易变形,保存过程中应独立存放,避免重物挤压及尖锐物品划破引起漏气。

(2) 发泡胶:适形度高,由于塑形方式为向外膨胀型,因此可以充分填充身体各部位的间隙,按照人体外形的轮廓主动进行塑形。塑形后化学性质稳定,结构牢固,不易变形,抗压强度高,无因存放或使用不当而引起的漏气、变形之忧。塑形后可根据临床需要进行局部修整、切割。主动塑形的方式还能减少因外力作用而造成人体局部塑形过紧或过松及局部的扭曲、旋转,对人体各部位的支撑度、贴合度更能恰到好处。塑形完成后的模具表面光滑,减少摆位中因皮肤牵拉引起的误差。但缺点是一旦塑形不理想,不可复原后重新再次塑形。此外发泡生成聚氨酯泡沫过程中会产生一定热量,患者会感到略微不适,制作前应做好宣教。

(3) 热软化塑形垫:可塑性强,塑形垫放入电烤箱内加热 10~15min 即可软化,软化后可适当拉伸、随意塑形。塑形后的模具,在等待足够长的时间冷却后,常温状态下不易变形。操作步骤简单易学,对已塑形好的热软化垫进行小范围调整时,可将塑形垫再次局部加热软化后重新塑形。存储方便、易清洁,受压后不易变形。但缺点是塑形制作时冷却等待的时间较长,塑形后的模型如遇热源容易变形。

(4) 水活化塑形垫:适形度高,操作简单,材料环保。制作过程中不产生热量,因此适合各年龄段的患者使用。塑形后结构稳定,不易受环境温度及重压而变形。但缺点同样是塑形完成后,不可重新复原并再次塑形。

2. 盆腔肿瘤放射治疗会造成盆腔内危及器官的放射性损伤,严重影响患者的生存质量。由于盆腔专用固定架在腹部位置的镂空设计可使患者小肠充分下垂,可明显减少小肠和膀胱的受照体积,减少肠道和膀胱的毒副反应。

(许　青)

第三章　肿瘤放射治疗模拟定位技术

【学习目标】

1. 掌握　X射线模拟定位技术在常规二维放疗、三维适形放疗及调强放疗技术中的应用;头颈部、胸部腹部及全中枢放疗X射线模拟定位方法及步骤;CT模拟定位的基本概念及定位方法;头颈部、胸部腹部及全中枢放疗CT模拟定位方法及步骤。

2. 了解　4D-CT定位技术;MR、PET/CT模拟定位技术的主要应用。

3. 具有　良好的医患沟通能力;牢记模拟定位是精确放疗的重要环节;严格的质量控制与保证意识。

【重点和难点】

1. X射线模拟定位技术在常规二维放疗、三维适形放疗及调强放疗技术中的应用

（1）使用X射线模拟定位机定位

1）辅助患者体位固定。

2）在二维计划设计中实现靶区的定位。

3）勾画射野和定位、摆位参考作标记。

4）拍摄射野方向平片,设计射野挡块。

（2）治疗方案的验证与模拟:经过计划评估后的治疗方案,在实施治疗前,需要严格的验证和模拟,验证与模拟时附加上治疗附件如机架转角、准直器转角、治疗床转角、射野井字形界定线大小、源皮距(SSD)或源轴距等中心(SAD)、射野挡块等,进行透视模拟和照相验证,并与治疗计划系统给出的相应射野方向观(BEV)图进行比较,以确定计划设计是否合理。

2. 常见肿瘤放疗的X射线模拟定位技术

（1）头颈部肿瘤X射线模拟定位技术。

（2）胸部肿瘤X射线模拟定位技术。

（3）腹部肿瘤X射线模拟定位技术。

（4）全脑全脊髓放疗X射线模拟定位技术。

3. 掌握CT模拟定位的基本概念及定位方法,了解4D-CT定位技术

（1）CT模拟机的组成部分。

（2）CT模拟机在放疗中的应用。

（3）CT模拟过程。

【习题】

（一）名词解释

1. SAD治疗技术

2. SSD治疗技术

3. X射线模拟定位

4. 肿瘤靶区(gross tumor volume,GTV)

（二）填空题

1. 常规X射线模拟定位机的主要功能有_____、_____。

2. X 射线模拟定位机的定位功能有_____、_____、_____及_____。

3. 食管癌 X 射线定位中,机架 0°时 X 射线透视,通过患者吞钡剂寻找病灶位置,上下各放_____cm;根据患者 CT 或 X 线片确定射野宽度,通常为_____cm;斜野宽度通常为_____cm。

4. 全脑全脊髓照射一般用于_____、_____和_____等易沿蛛网膜下腔间隙的脑脊液循环扩散和种植的患者。

5. CT 模拟定位机在放射治疗中的应用有_____、_____、_____和_____。

6. CT 模拟定位参考点标记法有_____、_____、_____、_____、_____。

7. 4D-CT 图像采集分为_____和_____。

（三）选择题

[A1 型题]

1. 模拟定位机用于放射治疗始于
   A. 20 世纪 40 年代末
   B. 20 世纪 50 年代末
   C. 20 世纪 60 年代末
   D. 20 世纪 70 年代末
   E. 20 世纪 80 年代末

2. 常规模拟定位机的功能**不包括**
   A. 确定靶区及重要器官的位置
   B. 确定靶区(或危及器官)的运动范围
   C. 勾画射野和定位、摆位参考标记
   D. 确定靶区剂量分布
   E. 检查射野挡块的形状及位置

3. 体位摆野参考标记的最好选择是
   A. 骨性标记
   B. 解剖投影
   C. 有创体内金属标记物
   D. 文身标记
   E. 治疗机坐标系

4. 下列**不是**仰卧位治疗的优点的是
   A. 体位舒适易于接受
   B. 摆位方便、精确
   C. 摆位重复性好
   D. 节省设备,提高效益
   E. 适合多种照射技术

5. 在定位时如果肿瘤中心找到后,**不能**移动的是
   A. 床左右
   B. 机架角
   C. 机头角
   D. 升降床
   E. 移动影像增强器

6. 垂体的体表中心位置是
   A. 外耳孔至眼外眦连线中心½
   B. 外耳孔至眼外眦连线的中心点后⅓交点上 1cm 处
   C. 外耳孔至眼外眦连线的中心点后⅓交点上 2cm 处
   D. 外耳孔至眼内眦连线的中心点后⅓交点上 1cm 处
   E. 外耳孔至眼内眦连线的中心点后⅓交点上 2cm 处

7. 垂体瘤三野照射时尽量**不伤及**
   A. 眼球
   B. 角膜
   C. 视神经
   D. 脑干
   E. 小脑

8. 垂体瘤定位照射野中心放在
   A. 颞窝
   B. 翼窝
   C. 下颌窝

D. 垂体窝　　　　　　　　　　　　E. 颈静脉窝

9. 等中心照射垂体瘤时，**不正确**的体位是
　　A. 仰卧位　　　　　　　　B. 双手置体侧　　　　　　　C. 身体横平竖直
　　D. 下颌抬起　　　　　　　E. 双肩放松

10. 垂体瘤定位时，患者仰卧头部前倾体位，灯光指示野灯的中心放在
　　A. 体中线与两眼内眦连线的交叉点上
　　B. 体中线与眉弓水平线的交叉点上
　　C. 体中线与眉弓水平线偏上一些的交叉点上
　　D. 体中线与眉弓水平线偏下一些的交叉点上
　　E. 体中线偏左 0.5cm 与眉弓水平线的交叉点上

11. 直肠癌前后野对穿照射技术的定位，通常两侧到骨盆壁的
　　A. 内 2cm　　　　　　　　B. 外 2cm　　　　　　　　　C. 内 1cm
　　D. 外 1cm　　　　　　　　E. 内 3cm

12. 放射治疗单中的常用术语**不包括**
　　A. 切线野　　　　　　　　B. 等中心野　　　　　　　　C. 能量
　　D. F 因子　　　　　　　　E. 源皮距

13. 患者**不常用**的治疗体位是
　　A. 仰卧位　　　　　　　　B. 俯卧位　　　　　　　　　C. 站立位
　　D. 侧卧位　　　　　　　　E. 斜卧位

14. 等中心照射时，会使靶区移位的是
　　A. 改变机架角　　　　　　B. 改变照射角　　　　　　　C. 旋转小机头
　　D. 平移床　　　　　　　　E. 加楔形板

15. 患者采用半束切线野照射，其内切野的机架角度为 63°，则外切野的机架角度为
　　A. 117°　　　　　　　　　B. 153°　　　　　　　　　　C. 243°
　　D. 273°　　　　　　　　　E. 333°

16. 脑瘤首选的治疗手段为
　　A. 手术治疗　　　　　　　B. 放射治疗　　　　　　　　C. 化学治疗
　　D. 靶向治疗　　　　　　　E. 中药治疗

17. 在食管癌等中心定位时，模拟机**不能**移动的是
　　A. 床的前后　　　　　　　B. 床的左右　　　　　　　　C. 床的升降
　　D. 机架角度　　　　　　　E. 光栅角度

18. 在食管癌定位时，调整光栅（小机头）角度，是为了
　　A. 尽量减少肺的照射量　　　B. 尽量减少肿瘤的照射量
　　C. 尽量减少纵隔的照射量　　D. 尽量减少脊髓的照射量
　　E. 尽量减少淋巴的照射量

19. 食管癌前后野等中心定位时，如果病灶食管偏右而要更好地避开脊髓则可采用
　　A. 前后对穿野垂直照射　　　B. 右前左后野照射　　　　C. 左前右后野照射
　　D. 右前右后野照射　　　　　E. 左前左后野照射

20. 食管癌等中心照射最佳布野方案是
　　A. 前后对穿野　　　　　　　B. 两侧对穿野
　　C. 一前野两后斜野　　　　　D. 两前斜野两后斜野

E. 前后对穿加一前斜野一后斜野

21. 食管癌等中心定位完成后,**不需要**记录的数据是
    A. 肿瘤深度   B. 照射野大小   C. 机架角
    D. 机头角   E. 患者体厚

22. 直肠癌术后采用腹板辅助体架进行等中心三野放疗,腹板上开孔的作用是
    A. 透气和散热   B. 限制患者的呼吸运动
    C. 减少肺部的放射反应   D. 帮助腹板较大患者取得水平体位
    E. 稳定体位并减少小肠放射反应

23. 直肠癌等中心定位野的前界在股骨头的
    A. 1/4   B. 1/3   C. 1/2
    D. 2/3   E. 3/4

24. 直肠癌垂直定位照射野的上界放在
    A. 腰 4 上缘   B. 腰 4   C. 腰 4 下缘
    D. 腰 5 上缘   E. 腰 5 下缘

25. **不符合**源皮距照射摆位要求的是
    A. 用源皮距对距离   B. 源皮距比较大
    C. 一般采用体表野对野   D. 先对好源轴距再给角度
    E. 先给角度再对源皮距

26. 直肠癌三野等中心照射模拟定位的步骤中,**错误**的是
    A. 患者在模拟机上俯卧于专用体架中
    B. 透视后射野中心置体中心线上
    C. 转机架 90° 确定照射野上下界
    D. 转机架 -90° 确定真骨盆壁外边界范围
    E. 转机架 0° 确定垂直野

27. 关于全脑全脊髓定位的叙述,**错误**的是
    A. 先升床至 SSD 100cm   B. 上界放在 C_{5-6} 的位置
    C. 腰骶段野相邻两野间应间隔 1cm   D. 下界至骶 4 下缘
    E. 最后定全颅野

28. CT 模拟机直接被计划系统用来进行剂量计算的 CT 值偏差要求是
    A. ≤2%   B. ≤3%   C. ≤4%
    D. ≤5%   E. ≤10%

29. CT 扫描时治疗区域层厚最好选择为
    A. 1mm   B. 2mm   C. 3mm
    D. 4mm   E. 5mm

30. 在 CT 模拟定位的靶区范围确定过程中,**不需要**考虑的因素是
    A. 肿瘤的大小   B. 肿瘤的各种运动误差
    C. 肿瘤周围组织的敏感程度   D. 肿瘤生长的快慢
    E. 体位的重复误差

31. 乳腺癌切线野的上界为
    A. 第一前肋水平   B. 第一后肋水平   C. 第二前肋水平
    D. 第二后肋水平   E. 第三前肋水平

32. 乳腺癌切线野下界在乳房皱襞下

    A. 1cm   B. 1.5cm   C. 2cm

    D. 2.5cm   E. 3cm

33. 关于乳腺切线野的叙述,正确的是

    A. 上界锁骨头上缘,下界乳房皱襞

    B. 照内切野时机头垂直对距离,照外切野时水平对距离

    C. 照内切野时机头水平对距离,照外切野时垂直对距离

    D. 宽度一般 15cm

    E. 包括内乳时肺组织受照体积少

34. 乳腺癌切线野内切野的机架角

    A. 一般为 $45°\sim60°$,少数病人可以适当增减

    B. $60°\sim80°$

    C. $5°$

    D. $10°\sim30°$

    E. $90°\sim100°$

35. 三维 CT 模拟定位计划系统**不包括**

    A. 网络连接   B. 体位固定   C. 专用螺旋 CT

    D. 激光定位系统   E. 三维治疗计划系统

36. 属于 CT 设备采样系统的关键部件是

    A. 计算机   B. 模数转换器   C. 图像显示器

    D. 探测器   E. 多幅照相机

37. 在全脑全脊髓的放疗技术中,为了避免相邻野处剂量过低或重叠,最可靠的方法是

    A. 半野衔接

    B. 双半野衔接

    C. 转床±90°、给一定的机架角度用野边衔接

    D. 两野间隔 1cm,每照射 1 周后间隔移动 1cm

    E. 转机架到水平、转床、转小机头角度

38. 有关定位时体位的描述,正确的是

    A. 颈部前野照射双侧颈部淋巴结时,下颌和平时一样放松

    B. 喉癌时,下颌尽量抬高

    C. 治疗声门下区癌时,肩部可以向上耸

    D. 垂体瘤时,下颏尽量压低,头前倾

    E. 髓母细胞瘤时,采取仰卧位

39. CT 激光定位系统主要构成中,除三维可移动定位激光灯外,还包括

    A. 数字控制软件和激光灯驱动系统

    B. 数字控制软件和 CT 机

    C. CT 机和激光灯驱动系统

    D. CT 内激光和激光灯驱动系统

    E. CT 内激光和数字控制软件

40. 一食管癌患者做等中心三野放疗,其中一个后斜野机架角度为 135°,准直器角度为 7°,这时准直器角度所形成的射野方向与

A. 食管走向平行　　　　　　B. 脊髓走向平行　　　　　　C. 气管走向平行

D. 治疗床纵轴平行　　　　　E. 治疗床横轴平行

41. 前列腺癌患者制备做调强放射治疗,定位前需要做的制备包括

A. 空腹　　　　　　　　　　B. 排空或充盈膀胱、直肠　　C. 训练浅呼吸

D. 使用镇静剂　　　　　　　E. 测量骨盆横径

42. 技师日常工作中,对下列情况的处理**错误**的是

A. 机器运转不正常,不予治疗

B. 放射治疗计划经主管医生和上级医师审核后签名方可治疗

C. 治疗模式和维修模式均可用于日常治疗

D. 剂量监督系统失灵时不予治疗

E. 机器保护联锁系统失灵时,不可强行断开保护系统进行治疗

43. CT 模拟定位机在工作时机房内温度需保持在

A. 18~20℃　　　　　　　　B. 18~24℃　　　　　　　　C. 16~24℃

D. 20~24℃　　　　　　　　E. 18~22℃

44. CT 模拟定位机在工作时机房内湿度需保持在

A. 30%~60%　　　　　　　B. 40%~60%　　　　　　　C. 30%~50%

D. 35%~55%　　　　　　　E. 30%~65%

(四) 简答题

1. 简述 X 射线模拟定位机的主要作用。

2. 简述垂体瘤三野等中心照射定位方法及步骤。

3. 简述直肠癌三野等中心照射 X 射线模拟定位方法及步骤。

4. 简述全脑全脊髓放疗 X 射线模拟定位技术。

5. 简述 CT 模拟系统主要组成部分。

6. 简述 CT 模拟机在放疗中的主要应用。

7. 简述 CT 模拟过程。

【参考答案】

(一) 名词解释

1. SAD 治疗技术:指在放射治疗设备当中,常规模拟定位机和传统加速器治疗机都有一个虚拟的机器中心点,这个中心点是机架旋转轴、床等中心旋转轴及准直器旋转轴的交点,当患者躺在治疗床上定位或治疗时,通过床的升降及前后左右平移,使患者的肿瘤或肿瘤靶区拟定中心与机器的中心点重合,围绕该中心所做的机架旋转角度治疗称作等中心治疗,所开展的这种治疗技术称等中心治疗技术。

2. SSD 治疗技术:SSD 技术也称作固定源皮距治疗技术,理论上指源轴距(SAD)等于源皮距(SSD)的治疗技术,也是等中心点落于皮肤或体膜表面的治疗技术。

3. X 射线模拟定位:对于常规 X 射线模拟定位机而言,模拟就是能够模仿医用直线加速器或 ^{60}Co 治疗机改造的 X 射线机;除了放射源不同外,治疗机使用的各种几何参数,如臂架角度(大机架角度)、准直器角度(小机头或光栅角度)、源轴距、射野大小及床面角度等都可以模仿,可以使得患者在模拟机定位时的体位与实际治疗时一样,可重复"摆位"。

4. 肿瘤靶区(gross tumor volume,GTV):指通过临床检查和影像设备的诊断,可见的具有一定形状和大小的恶性病变范围,包括转移的淋巴结和其他的转移病变。

（二）填空题

1. 2D 定位　辅助调强计划的验证及一些运动器官的测量

2. 辅助患者体位固定　实现靶区的定位　为勾画射野、定位和摆位参考作标记　设计射野挡块

3. 3~4　7~8　5~6

4. 髓母细胞瘤　生殖细胞瘤　分化差的室管膜瘤

5. 定义肿瘤靶区和主要器官　设计照射野　组织不均匀计算　治疗疗效监控

6. 皮肤墨水或画线专用笔　喷雾型液体敷料　输液贴透明敷料　二氧化碳激光治疗枪文身法

7. 前瞻性　回顾性

（三）选择题

1. C	2. D	3. E	4. D	5. D	6. C	7. A	8. D	9. D	10. C
11. B	12. D	13. E	14. D	15. C	16. A	17. B	18. D	19. C	20. C
21. E	22. E	23. C	24. E	25. D	26. C	27. D	28. A	29. C	30. D
31. C	32. C	33. C	34. A	35. E	36. D	37. D	38. D	39. A	40. B
41. B	42. C	43. B	44. A						

（四）简答题

1. X 射线模拟定位机的主要作用

（1）使用 X 射线模拟定位机定位

1）辅助患者体位固定有时为了使患者的治疗体位符合主管医生或治疗技术的要求,在为患者做体位固定前,需要在模拟机下透视患者的体位是否达到要求后才能选择合适的体位固定装置进行体位固定。

2）实现靶区的定位利用透视功能在计划射野的勾画设定中为医生和治疗计划设计者提供肿瘤治疗靶区和重要器官的影像信息,如病变范围、靶区所毗邻的危及器官及在射野设置时需要保护的器官组织等。

3）为勾画射野、定位和摆位参考作标记利用 X 射线模拟定位机上的激光系统,治疗师在患者的固定器上或皮肤表面勾画射野范围、标注激光摆位点和激光摆位线,作为治疗师在治疗机上为患者摆位的标记依据。

4）拍摄射野方向平片,设计射野挡块。

在常规二维放射治疗计划设计定位当中,必将涉及等距离治疗和等中心治疗两个基本概念,这两个概念也是放射治疗技术的基础概念之一,在放射治疗时同样也需要用到这两种技术。

（2）治疗方案的验证与模拟:经过计划评估后的治疗方案,在实施治疗前,需要严格的验证和模拟,验证与模拟时附加上治疗附件如机架转角、准直器转角、治疗床转角、射野井字形界定线大小、SSD 或 SAD、射野挡块等,进行透视模拟和照相验证,并与治疗计划系统给出的相应 BEV 图进行比较,以确定计划设计是否合理。

模拟机除了上述功能外,尚有测量靶区深度的功能,将靶区置于模拟机机架旋转轴心上,则在病人的皮肤上可见射野的十字中心点,开启测距灯可读得源皮距,将源轴距减去读得的源皮距即为靶区深度。此外,利用同样的原理对拟做穿刺活检的病人,可将穿刺目标置于模拟机机架旋转轴心上,则立刻可在皮肤上读出穿刺点、穿刺方向及正确的穿刺深度,可以保证穿刺方便而顺利完成。还可以开展其他临床工作。如放射科的胃肠检查;骨科三翼钉定量推进或定量取出;人体肌肉内异物取出,异物定位精确,异物到皮肤距离定位准确,使异物手术更加容易。

2. 垂体瘤三野等中心照射定位方法及步骤

（1）患者体位：仰卧，颏部尽量内收。

（2）热塑面膜固定。

（3）把灯光指示野中心放在体中线与眉弓水平线偏上一些的交叉点上，对好源皮距为100cm。

（4）把大机架转到+90°或-90°，适当升床，通过透视，把野的中心放在垂体窝，射野中心轴应与颅底线平行，可适当转小机头和纵向移床使射野达到要求，记录小机头角度和肿瘤深度。

（5）再转大机架180°到对侧，定位方法同对侧。

（6）转大机架及小机头回到0°，通过透视再检查照射野是否避开眼眶，如果射野满意，在面膜上画出中心，读出源皮距，计算出升床高度，升床高度=100cm-现源皮距，即为前额野肿瘤深度。

（7）记录照射野大小、照射深度、机架角度、准直器角度及零位源皮距（或升床高度）等参数。

3. 直肠癌三野等中心照射X射线模拟定位方法及步骤

（1）患者体位取俯卧位，可用真空垫或专用有孔腹部固定装置，仔细观察患者下腹部是否放于腹孔内。

（2）透视把照射野的上界放在腰5下缘，下界根据肿瘤下界距肛门的距离而界定，两侧界在真骨盆外2cm，此后床的左右方向不能移动。

（3）转机架到+90°或270°，透视下调整床的高度，将野的前界可根据是否包括淋巴引流区放在腰5椎体前缘2cm处或股骨头1/2处，后界在骶骨1/2处或尾骨后缘后1cm，微调照射野的上下界，可适当调整光栅角度。

（4）转机架180°到对侧野，观察射野情况并作适当调整。

（5）转机架和光栅至0°，再次确定垂直野的照射范围。

（6）拍各射野的定位片设计挡铅。

（7）记录各射野的面积、机架角度、准直器角度、肿瘤深度和摆位源皮距。

4. 全脑全脊髓放疗X射线模拟定位技术

（1）患者俯卧位，头部垫船型枕，根据每个患者的具体情况调整头部及颏部的角度。一方面保证患者体位的舒适，另一方面尽可能将颈髓拉直，使头、颈尽量成一直线并固定，不允许任何方向的转动。头颈部用热塑膜固定，体部垫塑料平板，也可以用真空垫固定。根据激光灯调整患者，使体中线与床长轴一致。

（2）全脑照射采用两侧水平野等中心照射技术，包括全脑及C$_4$椎体以上的颈髓，拍摄定位片，在定位片上勾画出需要用铅遮挡的正常组织，同时将照射野中心的十字线标记在面罩上，再转大机架180°到对侧，定位方法同对侧。最后转大机架回0°，将正中十字也标记在面罩上。

（3）全脊髓照射野：采用源皮距单后野垂直照射技术。由于脊髓在椎管内各处的深度不一，脊髓野一般分为三个照射野：胸髓、腰髓、骶孔。脊髓野两侧界应至少包括两侧椎弓根及向外1cm的范围，上界与全脑照射野相衔接，下界与骶孔野衔接。

（4）记录患者各照射野大小、照射深度、机架角度、准直器角度及零位源皮距等治疗参数。

5. CT模拟系统主要组成部分

（1）一台大视野的（FOV≥70cm）CT扫描机，以获取患者的CT扫描数据。

（2）一套具有CT图像的三维重建、显示及射野模拟功能的软件。

（3）一套专用的激光灯系统，最好是激光射野模拟器。

6. CT 模拟机在放疗中的主要应用

（1）定义肿瘤靶区和重要器官。

（2）组织不均匀计算,为剂量计算提供依据。

（3）治疗前的位置验证和模拟。

（4）治疗疗效监控。

7. CT 模拟过程

（1）病人摆位、固定及标记病人。

（2）CT 扫描。

（3）图像传至虚拟模拟工作站。

（4）确定初始坐标系统。

（5）确定靶区及中心。

（6）根据等中心的位置标记病人及固定装置。

（7）勾画关键器官及靶区;设计照射野。

（8）传输数据至治疗计划系统进行剂量计算。

（9）治疗前的书面文件准备,进行必要的验证及治疗计划检查。

（秦颂兵）

第四章　二维放射治疗技术

【学习目标】

1. 掌握　远距离放射治疗定位技术;固定源皮距照射技术、等中心与成角照射技术、相邻野照射技术、楔形野照射技术、切线野照射技术、半束照射技术、旋转照射技术、不规则野照射技术、术中照射技术等技术各自摆位要求;近距离照射治疗的定位技术及摆位技术。

2. 熟悉　固定源皮距照射技术、等中心与成角照射技术、相邻野照射技术、楔形野照射技术、切线野照射技术、半束照射技术、旋转照射技术、不规则野照射技术、术中照射技术、电子线全身皮肤照射、X 射线全射照射等技术使用注意事项。

3. 了解　临床常用照射技术的基本概念。

【重点和难点】

1. 常用放射治疗技术

（1）近距离放射治疗。

（2）远距离放射治疗

1）固定源皮距照射技术。

2）等中心与成角照射技术。

3）相邻野照射技术。

4）楔形野照射技术。

5）切线野照射技术。

6）半束照射技术。

7）旋转照射技术。

8）不规则野照射技术。

9）术中照射技术等。

2. 各种放射治疗技术之间相互关联点 常用放射治疗技术既有各自特点，互相之间又有密不可分的联系：它们有一个共同特点，在治疗过程中，都需要体位固定装置或采用辅助摆位设施。每种治疗技术在其临床应用中的侧重面不同，故其临床应用的范围也各有偏颇，因此各种治疗技术对具体摆位与定位的要求也各有侧重。

3. 近距离照射治疗技术的定位步骤

（1）拍摄定位片：①正交法；②等中心法；③半正交法；④交角法；⑤平移法。

（2）放射源空间位置重建。

4. 近距离放射治疗注意事项

（1）近距离放射治疗剂量分布均匀性较差，在使得靶区获得处方剂量照射同时，必须保护重要的相邻器官，以避免出现严重的放射并发症。如宫颈癌后装治疗时，需通过填塞隔离的方法，以减少直肠及膀胱的受量，避免发生放射性直肠阴道瘘或膀胱阴道瘘等。

（2）同时，由于近距离治疗所选用的放射线能量较低，故需保证放射源固定准确，以确保靶区获得较高的治疗剂量。

5. 常规放射治疗使用的体位固定设备及固定技术

（1）常规放射治疗使用的体位固定设备通常包括头部、头肩部、胸部、腹部和特殊部位等多种类型和多种规格。临床上有多种多样常规摆位设备可供选择，基本上可满足各种不同治疗体位的摆位需求。

（2）制作体位固定器的技术目前有石膏绷带技术、石膏阳模冲压真空成型技术、高分子低温水解塑料热压成型技术、真空袋成型技术和液体混合发泡成型技术等。

【习题】

（一）名词解释

近距离放射治疗

（二）填空题

1. 近距离照射的照射方式有_____、_____、_____、_____、_____。

2. 内照射拍摄定位片的方法有_____、_____、_____、_____、_____。

（三）选择题

［A1 型题］

1. 对高能 X 射线剂量建成区，描述正确的是

　A. 一般使肿瘤位于建成区之前

　B. 一般使肿瘤体积一半位于建成区之前

　C. 肿瘤中心通过最大剂量点

　D. 最大剂量建成深度随射线能量增加而增加

　E. 最大剂量建成深度随射线能量增加而靠近皮肤表面

2. 术中放疗常用放射源为

　A. ^{60}Co　　　　　B. 快中子　　　　　C. 电子束

　D. 质子　　　　　E. 高能 X 射线

3. 目前公认的术后放疗的作用为

　A. 提高无瘤生存率　　　　B. 提高总生存率

　C. 降低局部复发率　　　　D. 没有并发症

E. 无不良反应

4. 楔形板用于临床应用主要目的是

    A. 减少皮肤剂量,得到较理想的靶区剂量分布

    B. 对人体不均匀组织进行补偿

    C. 提高百分深度剂量

    D. 得到较理想的靶区剂量分布

    E. 降低剂量率

5. 影响射线百分深度量因素中,下列**错误**的是

    A. 射线种类   B. 射线能量   C. 照射面积

    D. 照射部位   E. 源皮距离

6. 下列**不是**高 LET 射线优点的是

    A. 剂量曲线具有布拉格峰   B. 氧增强比低

    C. 对细胞生长周期依赖小   D. 亚致死损伤修复低

    E. 经济、实用

7. ^{60}Co 治疗时,骨和软组织吸收剂量

    A. 骨大于软组织   B. 软组织稍微大于骨   C. 无规则可言

    D. 两者相等   E. 随治疗源皮距而变

8. 源皮距对百分深度量的影响是

    A. 源皮距大,百分深度量高

    B. 源皮距大,百分深度量低

    C. 源皮距对百分深度量无影响

    D. 源皮距与百分深度量关系无规律可言

    E. 源皮距与百分深度量关系为平方反比定律

9. 乳腺癌根治术后做胸壁照射时,常用照射技术为

    A. 高能 X 射线垂直对穿照射   B. 电子束切线照射

    C. 电子束照射   D. 深部 X 射线垂直照射

    E. 深部 X 射线切线照射

10. 目前放射治疗外照射常用射线**不包括**

    A. 高能电子线   B. 高能 X 射线

    C. ^{192}Ir 产生的射线   D. ^{60}Co 产生的射线

    E. X 射线[半值层(HVL)= 3mmCu]

11. 深部 X 射线[半值层(HVL)= 1mmCu]造成骨吸收剂量较高,是因为

    A. 光电效应   B. 康普顿效应   C. 光致核反应

    D. 电子对效应   E. 核聚变效应

12. 相对于深部 X 射线,^{60}Co 射线对软组织吸收剂量较高,是因为

    A. 光电效应   B. 康普顿效应   C. 光致核反应

    D. 电子对效应   E. 核聚变效应

13. 高能 X 射线(能量大于 25MeV)相对低能 X 射线骨吸收剂量较高,是因为

    A. 光电效应   B. 康普顿效应   C. 光致核反应

    D. 电子对效应   E. 核聚变效应

14. 对一般(20cm)体厚放疗患者,X 射线比较理想的范围能量是

A. 6~15MeV　　　　　　　B. 4~15MeV　　　　　　　C. 10~25MeV

D. 6~25MeV　　　　　　　E. 10~15MeV

15. 对于 X 射线,随着能量增加,深度曲线剂量建成区变化为

    A. 能量越高,剂量建成区越宽　　　　B. 能量越高,剂量建成区越窄

    C. 能量越低,剂量建成区越宽　　　　D. 能量越低,剂量建成区越平坦

    E. 与能量无关

16. 全脊髓照射时,射野宽度一般为

    A. 2cm　　　　　　　　　　B. 3cm　　　　　　　　　　C. 4cm

    D. 5cm　　　　　　　　　　E. 6cm

17. 高能电子束通常照射方法是

    A. 两射野对穿照射　　　　　　B. 两射野交角照射　　　　　　C. 单野照射

    D. 多野等中心照射　　　　　　E. 调强治疗

18. 6MeV 高能电子线的特点是

    A. 深部剂量较高　　　　　　　B. 表浅剂量较高　　　　　　　C. 剂量衰减缓慢

    D. 可以治疗肝血管瘤　　　　　E. X 射线污染严重

19. 高能电子线的剂量学特点是

    A. 随能量增加,皮肤剂量加大

    B. 随能量增加,皮肤剂量较小

    C. 随能量增加,皮肤剂量不变

    D. 10MeV 之后随能量增加,皮肤剂量较小

    E. 10MeV 之后随能量增加,皮肤剂量不变

20. 外照射常用的技术**不包括**

    A. 固定源皮距照射　　　　　　B. 等中心照射　　　　　　　C. 旋转照射

    D. 适形调强放疗　　　　　　　E. 后装放射治疗

21. 高能电子线深度曲线可以分为主要的三个区,这三个区划分的剂量(d)点是

    A. d100 和 d90　　　　　　B. d100 和 d85　　　　　　C. d85 和 d90

    D. d50 和 d85　　　　　　　E. d95 和 d107

22. 高能电子线的剂量跌落区位于某个深度剂量之后,它是

    A. 50%　　　　　　　　　　B. 60%　　　　　　　　　　C. 75%

    D. 85%　　　　　　　　　　E. 95%

23. 放射治疗高能电子束一般将肿瘤后缘放在 85% 深度处,若此深度为 3cm,则电子束能量可以近似为

    A. 11MeV　　　　　　　　　B. 6MeV　　　　　　　　　C. 9MeV

    D. 7MeV　　　　　　　　　　E. 15MeV

24. 若用高能 X 射线单野治疗表浅病灶,通常使用来提高皮肤表面剂量

    A. 剂量补偿器　　　　　　　　B. 组织等效物　　　　　　　C. 楔形板

    D. 铅挡块　　　　　　　　　　E. 旋转照射

25. 对偏体一侧的病变,可以使用两射野结合楔形板来形成较均匀的剂量分布,若两野交角为 90°,则楔形板大概楔形角为

    A. 10°　　　　　　　　　　　B. 20°　　　　　　　　　　C. 30°

    D. 45°　　　　　　　　　　　E. 60°

26. 食管癌放射治疗的三野照射,患者仰卧,通常的方式为
    A. 一前两后斜野　　　　　　　B. 一后两前野　　　　　　　C. 一前两侧野
    D. 一后两侧野　　　　　　　　E. 三个前野

27. 放疗射野交接处的剂量分布不易达到理想的效果,通常采用的解决办法**不包括**哪种
    A. 相邻野沿相邻方向向外倾斜
    B. 相邻野沿相邻方向向内倾斜
    C. 相邻野在皮肤处保留一定间距,使一定深度处剂量均匀
    D. 利用半野挡块将射野扩散度消除
    E. 使用半影产生器使射野相邻处剂量均匀

28. 两相邻射野从一侧入射,SSD 均为 100,相邻射野边长分别为 24cm 和 26cm,在深度 2.4cm 处边缘相接,若得到比较均匀的剂量分布,则两野在皮肤表面的间距为
    A. 5mm　　　　　　　　　　　B. 10mm　　　　　　　　　　C. 6mm
    D. 3.3mm　　　　　　　　　　E. 5.5mm

29. 两相邻射野以互相垂直的角度入射,SSD 均为 100,射野边长均为 20cm,在深度 5cm 处边缘相接,若得到比较均匀的剂量分布,则两野在皮肤表面的间距为
    A. 6mm　　　　　　　　　　　B. 10mm　　　　　　　　　　C. 5mm
    D. 8mm　　　　　　　　　　　E. 5.5mm

30. 电子线很容易散射,导致 50%剂量线的扩散角呈现一定的特征,下列**不正确**的是
    A. 扩散角与能量有关　　　　　　B. 扩散角与射野几何形状有关
    C. 扩散角与入射角度有关　　　　D. 扩散角与照射剂量率有关
    E. 扩散角与射野大小有关

31. 乳腺癌淋巴结受侵的患者,主要的治疗区域**不包括**
    A. 乳腺　　　　　　　　　　　B. 根治术后的胸壁　　　　　C. 锁骨上区
    D. 腋窝　　　　　　　　　　　E. 对侧乳腺

32. 电子线照射乳腺胸壁野时**不正确**的是
    A. 机架角为 0°　　　　　　　　B. 装限光筒　　　　　　　　C. 患者仰卧位
    D. 升床　　　　　　　　　　　E. 转小机头

33. 全脊髓照射时,射野宽度一般为
    A. 2cm　　　　　　　　　　　B. 3cm　　　　　　　　　　　C. 4cm
    D. 5cm　　　　　　　　　　　E. 6cm

34. 电子线全身皮肤照射技术,所需散射屏的有机玻璃厚度为
    A. 2mm　　　　　　　　　　　B. 3mm　　　　　　　　　　　C. 4mm
    D. 5mm　　　　　　　　　　　E. 6mm

35. X 线全身照射时,患者剂量利用组织补偿校正的均匀性应在
    A. 5%以内　　　　　　　　　　B. 6%以内　　　　　　　　　C. 7%以内
    D. 8%以内　　　　　　　　　　E. 9%以内

36. X 线全身照射,放射性肺炎发生的阈值是
    A. 6.0Gy　　　　　　　　　　B. 7.0Gy　　　　　　　　　　C. 8.0Gy
    D. 9.0Gy　　　　　　　　　　E. 10Gy

37. 霍奇金淋巴瘤采用的放疗方案是
    A. 全淋巴结照射　　　　　　　　B. 斗篷野　　　　　　　　　C. 倒 Y 野

D. 锄形野   E. 骨盆野

38. 电子线全身照射常用射线能量为

    A. 2MeV   B. 4MeV   C. 6MeV

    D. 8MeV   E. 10MeV

39. 电子线全身皮肤照射要求**不做**保护的是

    A. 脊髓   B. 眼晶状体   C. 指甲

    D. 趾甲   E. 阴囊

40. 组织间照射的适应证是

    A. 肿瘤放射敏感性中等或较差   B. 肿瘤体积较大   C. 肿瘤侵犯骨

    D. 肿瘤边界欠清   E. 肿瘤体积难以确定

41. 调节各射野到达靶区内某一点的剂量率的方式是

    A. 一维物理楔形板   B. 动态楔形板

    C. 多叶准直器动态扫描   D. 多叶准直器静态扫描

    E. 笔形束电磁扫描

42. 术中照射时使用电子束和近距离治疗的比较,**错误**的是

    A. 电子束治疗技术难度小,近距离治疗技术难度大

    B. 电子束的剂量较复杂

    C. 电子束治疗是一次照射,近距离治疗可分割照射

    D. 电子束治疗的合并症较多,近距离治疗合并症较少

    E. 电子束治疗的成本较高,近距离治疗的成本较低

43. 现代近距离放疗的特点是

    A. 后装   B. 微机控制   C. 计算机计算剂量

    D. 放射源微型化   E. 以上各项

44. 敷贴治疗依据的是

    A. 巴黎剂量学原则   B. 北京系统   C. 纽约系统

    D. 曼彻斯特剂量学原则   E. 斯德哥尔摩系统

    [B 型题]

(45~48 题共用备选答案)

    A. 一前两后斜野   B. 一后两前野   C. 一前一侧野

    D. 一后两侧野   E. 四野照射

45. 食管癌的照射方式

46. 盆腔肿瘤的照射方式

47. 头部偏一侧肿瘤的照射方式

48. 直肠癌的照射方式

(49~50 题共用备选答案)

    A. 随能量增加,皮肤剂量加大

    B. 随能量增加,皮肤剂量减小

    C. 随能量增加,皮肤剂量不变

    D. 10MeV 之后随能量增加,皮肤剂量减小

    E. 10MeV 之后随能量增加,皮肤剂量不变

49. 高能电子线的剂量学特点

50. 高能光子线的剂量学特点

（51～52 题共用备选答案）

    A. 骨大于软组织   B. 软组织稍微大于骨   C. 无规律可言

    D. 两者相同   E. 随治疗源皮距而变

51. ^{60}Co 治疗时，骨和软组织的吸收剂量的关系

52. 高能 X 射线（能量大于 25MeV）治疗时，骨和软组织的吸收剂量的关系

（53～56 题共用备选答案）

    A. ^{60}Co 治疗机   B. 快中子   C. 电子束

    D. 镭   E. 医用电子直线加速器

53. 术中放疗常用的放射源为

54. 治疗皮肤淋巴瘤（蕈样肉芽肿）使用的放射源为

55. 天然放射性核素是

56. 目前放射治疗中作用最大的是

（57～59 题共用备选答案）

    A. 光电效应   B. 康普顿效应   C. 光致核反应

    D. 电子对效应   E. 核聚变效应

57. 深部 X 射线（HVL=1mm Cu）造成骨的吸收剂量较高，是因为

58. 在软组织中，^{60}Co 射线相对深部 X 射线（HVL=1mm Cu）的吸收剂量较高，是因为

59. 高能 X 射线（能量大于 25MeV）相对低能 X 射线额骨吸收剂量较高，是因为

（四）简答题

1. 简述固定源皮距（SSD）照射技术的定义及应用。

2. 简述等中心（SAD）照射技术的定义及特点。

3. 简述切线野照射技术的定义。

4. 电子线全身皮肤照射（total skin electron irradiation，TSEI）主要用来治疗哪些病变？

【参考答案】

（一）名词解释

近距离放射治疗又称内照射，是将封装好的放射源，通过施源器或输源导管直接植入患者的肿瘤部位进行照射的一种治疗方法。其基本特征是放射源可以最大限度地贴近肿瘤组织，使肿瘤组织得到有效的杀伤，而邻近的正常组织，由于辐射剂量随距离增加而迅速跌落，受量较低。

（二）填空题

1. 腔内照射   管内照射   组织间插值照射   敷贴照射   术中照射

2. 正交法   等中心法   半正交法   交角法   平移法

（三）选择题

1. D	2. C	3. C	4. D	5. D	6. E	7. B	8. A	9. C	10. C
11. A	12. B	13. D	14. C	15. A	16. C	17. C	18. B	19. A	20. E
21. B	22. D	23. A	24. B	25. D	26. A	27. B	28. C	29. C	30. D
31. E	32. A	33. C	34. D	35. A	36. B	37. A	38. B	39. A	40. A
41. A	42. A	43. B	44. A	45. A	46. B	47. A	48. A	49. A	50. B
51. B	52. A	53. C	54. C	55. D	56. E	57. A	58. B	59. D	

（四）简答题

1. 固定源皮距（SSD）照射技术也称源皮距照射，指在对患者实施放射治疗时，放射源到患者皮肤的距离保持固定，将肿瘤（或靶区）的中心置于放射源 S 与放射线在皮肤的入射点 A 的连线的延长线上。目前固定源皮距照射多用于姑息性放射治疗或采用简单野照射者。

2. 等中心（SAD）照射技术是将病灶中心或靶区中心放在机架的旋转中心，机架于任何角度时，射线束中心都穿过病灶中心（或靶区）中心。等中心照射具有摆位简单、重复性好的特点。

3. 切线野照射技术就是在治疗时，使照射野的一侧边缘开放，用放射线束将被照射的部位"切割"出来，这种照射方式就称切线野照射技术。

4. 电子线全身皮肤照射（total skin electron irradiation，TSEI）主要用来治疗蕈样肉芽肿、卡波西肉瘤、塞扎里综合征和皮下的 T 细胞淋巴瘤等全身范围的浅表病变。

（符贵山）

第五章 三维放射治疗技术

【学习目标】

1. 掌握

（1）三维放射治疗技术的特殊性。

（2）三维放射治疗技术的复杂性。

（3）临床三维放射治疗技术的治疗流程。

（4）调强放射治疗（IMRT）的基本原理、方法和定位摆位具体要求。

（5）图像引导下放射治疗（IGRT）的原理、实现方式及定位摆位具体要求。

（6）常见旋转调强放射治疗技术。

（7）立体定向放射治疗技术的基本原理、方法和定位摆位具体要求。

（8）其他治疗技术：质子治疗技术，中子治疗技术。

2. 熟悉

（1）调强放射治疗所需设备、流程、临床适应证及禁忌证。

（2）图像引导下放射治疗所需设备、流程、临床适应证及禁忌证。

（3）旋转调强放射治疗所需设备、流程、临床适应证及禁忌证。

（4）立体定向放射治疗所需设备、流程、临床适应证及禁忌证。

（5）质子治疗技术、中子治疗技术所需设备、流程、临床适应证及禁忌证。

3. 了解

（1）调强放射治疗放射源的选择、照射剂量及线束生物学特征。

（2）图像引导下放射治疗放射源的选择、照射剂量及线束生物学特征。

（3）旋转调强放射治疗放射源的选择、照射剂量及线束生物学特征。

（4）立体定向放射治疗放射源的选择、照射剂量及线束生物学特征。

（5）质子治疗技术、中子治疗技术放射源的选择、照射剂量及线束生物学特征。

【重点和难点】

1. 三维适形放射治疗剂量分布特点

（1）高剂量区的形状与病变（靶区）形状一致。

（2）靶区外的剂量迅速下降。

（3）靶区内的剂量分布均匀。

2. 治疗计划设计时等中心的设置原则

（1）等中心应尽量选择在皮肤平坦光滑处，而在倾斜或有皱褶的地方，治疗机测距灯发出的距离标尺会发生畸变，从而导致摆位 SSD 的误差。

（2）确定等中心时应尽量设置摆位 SSD 为整数，在放疗设备上摆位时，整数距离不需技术员做判断，可以避免摆位时出现判断误差。

3. 剂量体积直方图：只用等剂量显示方式评价计划是不全面的，现代三维计划系统开发了剂量体积直方图（dose volume histogram，DVH）计算的功能。通常剂量体积直方图指积分 DVH 图，横坐标是剂量，纵坐标是剂量照射的体积。从图上可以很清楚地了解各个靶区及器官受到照射剂量的情况，积分 DVH 图对同一治疗计划中不同器官间剂量分布评估非常有用，也可以很方便地把多个计划的 DVH 放在一张图上，比较不同计划的优劣。

4. 图像引导下的放射治疗临床应用的实现方式：IGRT 技术的作用在于解决运动靶区准确适形治疗问题，其具体实现方式有在线校位、自适应放疗、屏气、呼吸门控、四维放疗技术和实时跟踪技术。

（1）在线校位和自适应放疗技术可处理摆位误差和分次间的靶区移位。

（2）屏气技术可使靶区暂时停止运动。呼吸门控技术保证射线照射时靶区只在一个小范围运动。

（3）四维放疗技术以按计划跟踪的方式处理呼吸或其他原因引起的靶区运动。

（4）实时跟踪技术可实时探测、实时跟踪各种原因引起的靶区运动，代表放疗理想境界。

5. 肿瘤断层放射治疗（Tomo Therapy）系统治疗原理

（1）螺旋照射方式。

（2）气动二元多叶光栅。

（3）Sinograms。

6. 立体定位放射治疗剂量分布的特点

（1）小叶集束照射。

（2）剂量分布集中。

（3）靶区周边剂量梯度变化大。

（4）靶区周边正常组织剂量很小。

（5）靶区内及靶区附近剂量分布不均。

（6）立体定向放射治疗治疗靶位置和靶体积确定比剂量大小的确定重要得多。

7. 中子治疗技术

（1）中子束流有着与 X 射线和 γ 射线截然不同的衰减特性，在体内形成的高剂量区衰减非常尖锐。

（2）同时，中子射线对于一般的耐光子线照射的乏氧癌细胞有着良好的抑杀作用。

（3）但是中子射线难以获得，同时对正常组织细胞杀伤作用难以修复，这两个因素实际上也令中子衰减特性无法有效的利用，精确放疗效果不及 γ 刀，区域照射精度不及 X 刀。因此，中子治疗是对已有放疗技术的补充而不是革命性升级。

【习题】

（一）填空题

1. 多叶准直器（也称多叶光栅，multi-leaf collimator，MLC）有_____和_____两种形式。

2. 剂量分布需符合的临床剂量学四原则是_____、_____、_____、_____。

3. 摆位误差分为_____和_____。

（二）选择题

[A 型题]

1. 放射治疗的基本目标是努力提高放射治疗的
   A. 靶区组织的剂量   B. 治疗增益比
   C. 肿瘤组织的氧效应比   D. 靶区外正常组织的耐受量
   E. 治疗区形状与靶区的适形度

2. 关于适形放射治疗技术描述**错误**的是
   A. 其高剂量区的剂量分布形状在三维方向上与病变形状一致
   B. 要求其靶区内所有各点剂量处处相等
   C. 也称"三维适形放射治疗"
   D. 治疗区的形状与靶区形状一致
   E. 必须从三维方向上进行剂量分布的控制

3. 要求在照射方向上，照射野的形状与病变一致，而且其靶区内及其表面的剂量处处相等的是
   A. 放射治疗   B. 适形放射治疗
   C. 调强适形放射治疗   D. 立体定向外科
   E. 立体定向放射治疗

4. 关于调强适形放射治疗描述**错误**的是
   A. 要求在照射方向上，照射野的形状与病变一致
   B. 其靶区内及其表面的剂量处处相等
   C. 是 21 世纪初主流放疗技术
   D. 每个射野内诸点剂量输出率按要求方式进行调整
   E. 对器官移动度较大部位的靶区优势明显

5. 靶区适形度是描述适形放射治疗的剂量分布与靶区形状适合情况，定义为
   A. 处方剂量面所包体积与计划靶区的体积之比
   B. 照射体积与计划靶区的体积之比
   C. 治疗靶区与计划靶区的体积之比
   D. 靶区形状与剂量分布形状一致
   E. 照射形状与剂量分布形状一致

6. 用适形射野，配合使用多野结合、楔形板、组织补偿技术等，以下最有可能使其高剂量区分布形状与靶区一致的情况是
   A. 靶区很大、形状不规则且沿纵轴方向扭曲
   B. 前列腺、鼻咽癌等肿瘤
   C. 食管、气管、中枢神经系统、淋巴系统等部位的肿瘤靶区

D. 病变周围有较多的重要器官、靶区呈凹形

E. 对于小体积、形状比较规则的凸形靶区

7. 适形放疗要求各野到达靶区内 P 点剂量率和照射时间的乘积之和为一常数,调整各野照射 P 点时间的方法有

    A. 一维物理楔形板   B. 组织补偿器   C. 剂量补偿器

    D. 独立准直器动态扫描   E. 所有均可

8. 适形放疗要求各野到达靶区内 P 点剂量率和照射时间的乘积之和为一常数,调整各野照射 P 点剂量率的方法有

    A. 组织补偿器   B. 多叶准直器静态扫描调强

    C. 多叶准直器动态扫描调强   D. 笔形束电磁扫描调强

    E. 独立准直器动态扫描

9. IMRT 最初由 Bjarngard、Kijewski 及其同道提出的时间是

    A. 20 世纪 50 年代   B. 20 世纪 30 年代   C. 20 世纪 70 年代

    D. 21 世纪初   E. 20 世纪 90 年代

10. 适形调强放射治疗每野在各点的剂量率和照射时间一般由治疗计划系统的_____来实现

    A. 逆向优化算法   B. 笔形束算法   C. 点剂量计算方法

    D. 人工优化方法   E. 胶片法

11. 有关适形放射治疗临床价值**不正确**的是

    A. 高剂量分布区与靶区的三维形状适合度较常规治疗大有提高

    B. 进一步减少了周围正常组织和器官照射体积

    C. 靶区处方剂量与常规治疗相比要低

    D. 靶区总体控制率提高

    E. 适合于复杂结构的肿瘤

12. 放射治疗方案优化过程**不包括**

    A. 确定靶区和重要组织和器官   B. 正确诊断、确定分期   C. 物理方案设计

    D. 物理方案实施   E. 选择治疗目标

13. 人工优化过程**不包括**

    A. 正确诊断、确定分期   B. 选择射线能量

    C. 确定射野剂量权重   D. 确定外加射野挡块

    E. 选择射线种类

14. 目前关于射野入射方向的研究认为,对未经调强的均匀射野,如果射野数_____,射野入射方向对剂量分布影响很大

    A. $n < 3$ B. $n \leq 3$ C. $n \geq 2$

    D. $n = 4$ E. $n > 3$

15. 当调强束照射且射野数很多时,射野可以_____,这样可以较好地控制靶区的剂量分布

    A. 直接穿过重要器官   B. 避开重要器官   C. 减少

    D. 增加   E. 不变

16. 调强治疗的逆向计划设计**不包括**

    A. 依据病变及周围重要器官和组织的三维解剖结构

    B. 预定靶区的剂量分布

    C. 预定危及器官的剂量限量

    D. 利用优化设计算法

    E. 确定治疗目标

17. 目前调强实现的方式**不包括**

    A. 2D 物理补偿器   B. MLC 静态调强   C. 旋转调强

    D. 断层调强   E. 蜡块

18. 目前物理调强技术中最为可靠的技术是

    A. 断层调强   B. MLC 动态调强   C. 物理 2D 补偿器

    D. 旋转调强   E. 电磁扫描调强

19. 2D 物理补偿器的制作时,最少的穿射意味着

    A. 要使用最大的补偿器   B. 要使用最厚的补偿器

    C. 要使用最小的补偿器   D. 不考虑补偿器的大小和厚度

    E. 要使用最薄的补偿器

20. 分步照射(Stop and shot)的特征是

    A. 螺旋断层放射治疗(Tomo Therapy)   B. 电磁扫描调强

    C. MLC 动态调强   D. MLC 静态调强

    E. 旋转调强

21. 关于 MLC 静态调强描述**不正确**的是

    A. 多叶准直器的运动和照射同时进行

    B. 将射野要求的剂量强度进行分级

    C. 利用 MLC 形成多个子野

    D. 将多个子野分步照射

    E. 将所有子野的流强相加,形成所要求的强度分布

22. MLC 动态调强的特征是

    A. MLC 形成多个子射野   B. 分步照射(Stop and shot)   C. 旋转调强

    D. MLC 运动和照射同时进行   E. 容积旋转调强

23. 实施调强治疗时,加速器控制界面上 MUs 表示

    A. 标准剂量   B. 吸收剂量   C. 照射量

    D. 剂量仪的跳数   E. 处方剂量

24. 与旋转调强**无关**的是

    A. 在治疗过程机架做多次旋转

    B. 机架旋转,MLC 同时改变大小

    C. 机架旋转,MLC 同时改变形状

    D. 综合了 MLC 静态调强、MLC 动态调强和断层治疗技术的优点

    E. 利用铅挡块形成射野

25. 关于 MIMIC 结构描述**不正确**的有

    A. 由两组共 40 叶片组成,每组 20 片,相对排列

    B. 每片高 8cm,近源端 5mm,远源端 6mm

C. 叶片在加速器等中心处投影大约 10mm

D. 相邻叶片间有 5 组"凹凸槽",以减少散射线

E. 每个叶片由电动马达控制其运动

26. 一般加速器治疗床步进距离误差为

    A. 2mm   B. 3mm   C. 4mm

    D. 0.5mm   E. 0.1~0.2mm

27. 当加速器治疗床步进距离误差为 2mm 时,剂量不均匀性可达

    A. 51%   B. 41%   C. 31%

    D. 20%   B. 60%

28. NOMOS 设计了一个特别的控制床步进装置 CRANE,附于加速器床上,使床步进精度可达

    A. 1~2mm   B. 0.1~0.2mm   C. 2~3mm

    D. 0.2~0.3mm   E. 0.5mm

29. 关于 Mackie 方式调强描述**不正确**的有

    A. 采用螺旋 CT 扫描方式   B. 机架旋转时治疗床缓慢前移

    C. 机架可作 360° 旋转   D. 实现锥形束调强切片治疗

    E. 在治疗床下方安装有影像系统

30. 与独立准直器、MLC 运动调强相比,以下**不是**电磁偏转扫描技术优点的是

    A. 光子利用率高   B. 漏射线和半影小

    C. 治疗时间短   D. 实现质子、电子束的调强

    E. 电子、X 射线治疗转换容易

31. Volume Box 指

    A. 独立准直器   B. 非独立准直器

    C. 孔雀系统准直器   D. 棋盘式准直器

    E. 多叶准直器

32. 独立准直器静态调强**不具备**的优点是

    A. 比 MLC 经济   B. 比物理补偿器节省人力

    C. 小体积不规则病变具有优势   D. 漏射线半影小

    E. 治疗时间短

33. Moving-Bar Technique 指

    A. 独立准直器技术   B. 非独立准直器技术

    C. 孔雀系统准直器技术   D. 条形挡块移动技术

    E. 弧形准直器技术

34. 适形调强放射治疗计划系统的主要功能**不包括**

    A. 获取影像图像   B. 接受影像图像

    C. 建立患者治疗坐标系   D. 制订优化的治疗方案

    E. 输出治疗方案的细节

35. 关于三维适形放射治疗描述**不正确**的是

    A. 不必使用立体定位框架   B. 精确重建治疗部位三维图像

    C. 能模拟常规定位机的射野选择功能   D. 具有逆向算法功能

E. 射野核实

36. 三维适形放射治疗的治疗验证**不包括**
    A. 治疗前条件的模拟
    B. 治疗中治疗条件验证和记录
    C. 照射中射野及体位的监测
    D. 患者体内剂量的监测
    E. 治疗结束后的随访及记录

37. 三维适形放射治疗电子射野影像装置(EPID)技术目前主要用于
    A. 射野形状和输出剂量的验证
    B. 射野形状和位置的验证
    C. 射野位置和输出剂量的验证
    D. 射野形状和大小的验证
    E. 射野大小和输出剂量的验证

38. 提出立体定向放射手术概念的是
    A. Karolinska
    B. Carol
    C. Lars Leksell
    D. Bjarngard
    E. Makie

39. 瑞典 γ 刀装置使用^{60}Co 源的个数是
    A. 206
    B. 306
    C. 202
    D. 36
    E. 201

40. 瑞典 γ 刀装置源到焦点的距离为
    A. 100cm
    B. 80cm
    C. 49.5cm
    D. 39.5cm
    E. 5cm

41. 我国制造的 γ 刀装置^{60}Co 源的个数是
    A. 201
    B. 39
    C. 30
    D. 206
    E. 360

42. 瑞典 γ 刀装置等中心机械精度可以做到
    A. ±0.3mm
    B. 1~2mm
    C. 2mm
    D. 0.5mm
    E. 0.2mm

43. 立体定位放射治疗治疗剂量分布特点**不正确**的是
    A. 小叶集束照射,剂量公布集中
    B. 靶区周边正常组织剂量很小
    C. 靶区周边剂量梯度变化大
    D. 剂量大小比靶位置和靶体积重要
    E. 靶区内及靶区附近剂量分布不均

44. 瑞典 γ 刀装置上最大射野直径为
    A. 4mm
    B. 24mm
    C. 50mm
    D. 12mm
    E. 18mm

45. 我国制造的 γ 刀装置最大射野直径为
    A. 4mm
    B. 18mm
    C. 50mm
    D. 12mm
    E. 24mm

46. 直线加速器为基础的 X 射线 SRT 使用的射野大小为
    A. 直径≤50mm
    B. 直径=50mm
    C. 直径≥50mm
    D. 直径≤18mm
    E. 直径≥18mm

47. 决定立体定向放射治疗靶区及重要器官的位置精度**不包含**
    A. CTM/RIDE 线性
    B. 立体定位框架

C. 三维坐标重建的精度　　　　　　　D. 立体定位摆位框架

E. 小野剂量分布的测量

48. X 射线立体定位放射治疗和 γ 线立体定向放射治疗之间的区别主要在于

　　A. 治疗验证系统　　　　　　　B. 治疗计划系统　　　　　　C. 立体定向系统

　　D. 准直器系统　　　　　　　　E. 治疗实施系统

49. 在 X 射线立体定向放射治疗计划设计时,如果靶区周围有重要器官需要保护,在_____上去掉直接经过危及器官(OAR)到达病变的照射弧,改变重要器官和病变之间的剂量变化梯度

　　A. 矢状面　　　　　　　　　　B. 冠状面　　　　　　　　　C. 中心

　　D. 水平面　　　　　　　　　　E. 横截面

50. 在 X 射线立体定向放射治疗计划设计时,如果靶区周围有重要器官需要保护,在_____内减少照射弧的范围,改变重要器官和病变之间的剂量变化梯度

　　A. 矢状面　　　　　　　　　　B. 冠状面　　　　　　　　　C. 中心

　　D. 水平面　　　　　　　　　　E. 横截面

51. 在 X 射线立体定向放射治疗计划设计时,如果靶区在横截面内是矩形,可用_____,再安排准直器的大小

　　A. 一个等中心　　　　　　　　B. 两个等中心　　　　　　　C. 三个等中心

　　D. 四个等中心　　　　　　　　E. 五个等中心

52. 在 X 射线立体定向放射治疗计划设计时,如果靶区在横截面内是个圆柱形可用_____,再安排准直器的大小

　　A. 一个等中心　　　　　　　　B. 两个等中心　　　　　　　C. 三个等中心

　　D. 四个等中心　　　　　　　　E. 五个等中心

53. 在 X 射线立体定向放射治疗计划设计时,如果靶区在横截面内是一个三角形可用_____,再安排准直器的大小

　　A. 一个等中心　　　　　　　　B. 两个等中心　　　　　　　C. 三个等中心

　　D. 四个等中心　　　　　　　　E. 五个等中心

54. 立体定向放射治疗基础环的作用**不包含**

　　A. 患者治疗部位坐标系的参考物

　　B. 用来固定于患者头骨上与人体形成刚性结构

　　C. 联系影像定位和治疗摆位的核心部件

　　D. 用于治疗计划的剂量计算

　　E. 是定位、计划、治疗过程中不可缺少的部件

55. X 射线立体定向放射治疗与 γ 线立体定向放射治疗相比,**不具有**优越性的方面是

　　A. 机械精度　　　　　　　　　B. 病变适应面　　　　　　　C. 分次治疗

　　D. 经济方面　　　　　　　　　E. 灵活度

56. γ 线立体定向放射治疗与 X 射线立体定向放射治疗相比,具有优越性的方面是

　　A. 机械精度　　　　　　　　　B. 病变适应面　　　　　　　C. 分次治疗

　　D. 经济方面　　　　　　　　　E. 灵活度

57. 制订一个优化的分割病变和重要器官及组织治疗方案是_____功能

　　A. 准直器系统　　　　　　　　B. 立体定向系统　　　　　　C. 治疗计划系统

D. 治疗实施系统   E. 治疗验证系统

58. 建立患者治疗部件的坐标系,进行靶区和重要器官及组织的三维空间定位和摆位的系统是

     A. 治疗计划系统   B. 立体定向系统   C. 准直器系统

     D. 治疗实施系统   E. 治疗验证系统

59. 基本任务是实施立体定向照射的系统是

     A. 治疗计划系统   B. 治疗实施系统   C. 准直器系统

     D. 立体定向系统   E. 治疗验证系统

60. 关于调强放射治疗的叙述,正确的是

     A. 调强放射治疗与适形放射治疗唯一的区别是使用逆向计划设计

     B. 调强放射治疗只能使用笔形束的剂量计算方法

     C. 调强放射治疗的实施方式只有动态调强和静态调强两种

     D. 调强放射治疗通常是在射野内进行强度调整

     E. 调强放射治疗只适用于凹形靶区

61. 积分 DVH 图**不能**提供的信息是

     A. 计划靶区(PTV)的剂量范围   B. 某一器官的最大剂量

     C. 某一器官接受特定剂量的体积   D. 最大剂量点所在位置

     E. 某一器官的最小剂量

62. 多叶准直器的功能**不包括**

     A. 调强照射   B. 代替挡铅块   C. 形成动态适形野

     D. 形成不规则射野   E. 改善 X 射线射野的半影

[B 型题]

(63~65 题共用备选答案)

     A. 断层治疗   B. MLC 动态调强   C. 电磁扫描调强

     D. 独立准直器静态调强   E. 条形挡块移动技术

63. 利用一个长条吸收体横跨平野,以不同的速度运动,形成 1D 的强度分布的是

64. 利用加速器机架旋转照射和治疗床步进相结合来完成的调强治疗称

65. 利用准直器叶片运动和照射同时进行的调强方法称

(66~67 题共用备选答案)

     A. 计划评估   B. 正向计划设计   C. 逆向计划设计

     D. 解析算法   E. 目标函数

66. 调强治疗的计划设计是依据病变及周围重要器官和组织三维解剖结构,预定靶区的剂量分布和危及器官的剂量限量,利用优化设计算法,借助计算机计划系统算出射野方向上应需要的强度分布,称

67. 先设计一个治疗方案,然后再观察方案设计的结果是否满足要求的是

(68~71 题共用备选答案)

     A. 0.3mm   B. 5mm   C. 18mm

     D. 1mm   E. 50mm

68. γ 刀装置机械精度为±

69. X 射线立体定向放射治疗(SRT)装置的射野大小为不大于

70. 我国制造的 γ 刀装置的射野大小不大于

71. 用于常规放射治疗的直线加速器等中心精度为±

(72~75 题共用备选答案)

    A. 201   B. 30   C. 100

    D. 39.5   E. 40

72. 瑞典 γ 刀装置源到焦点的距离为_____ cm

73. 我国制造的 γ 刀装置 ^{60}Co 源个数是

74. 瑞典 γ 刀装置使用 ^{60}Co 源个数是

75. 调强多叶准直器(MIMIC)由两组共_____个叶片组成,每组相对排列,在加速器等中心处投影为 10mm

(76~79 题共用备选答案)

    A. IC 静态调强   B. 电磁偏转扫描技术   C. MLC 静态调强

    D. 旋转调强   E. 断层调强治疗

76. 与 MLC 动态调强相比,优点有光子利用率高,治疗时间短,实现质子、电子束的调强,电子、X 射线治疗转换容易等的是

77. Mackie 方式采用螺旋 CT 扫描方式,机架旋转时治疗床缓慢前移,机架可作 360°旋转,实现扇形束调强切片治疗,在治疗床的下方安装有影像系统的是

78. 具备比 MLC 经济,比物理补偿器节省人力,对小体积不规则病变具有优势,漏射线半影小,比 MLC 运动可靠故障少的优点的是

79. 特点是多叶准直器的运动和照射不同时进行的是

(80~82 题共用备选答案)

    A. MLC 技术   B. 泡沫枕固定技术   C. 面罩固定技术

    D. 立体定位摆位框架   E. 真空袋固定技术

80. _____与 X 射线立体定位放射治疗一样,三维适形放疗也必须采用,保证定位和治疗体位一致性

81. _____是所有精确放射治疗的基本特征,也是开展适形放射治疗的首要条件之一

82. 没有_____,就不能保证精确放射治疗过程中患者坐标系的一致性,适形治疗将变得无临床意义

(83~86 题共用备选答案)

    A. 经典适形放射治疗   B. 调强适形放射治疗

    C. 立体定向放射治疗   D. 常规体外照射

    E. γ 刀治疗

83. 在照射方向上,照射野形状与病变形状相一致,高剂量区的分布在三维方向上与病变形状一致的放射治疗我们称为

84. _____小野具有高斯形的剂量分布

85. _____要求在照射方向上,照射野形状与病变形状一致,且靶区内及表面的剂量处处相等的放射治疗

86. 目前_____整个过程中靶点位置的总精度(颅内、头颈部)为 1.3mm±0.64mm～2.0mm ±0.6mm

（87~88题共用备选答案）

    A. 治疗精确度　　　　　　　　B. 机械精确度　　　　　　　　C. 摆位精确度

    D. 定位精确度　　　　　　　　E. 扫描精确度

87. 和摆位精确度的累积效果是靶位置总的精确度,称立体定向放射治疗治疗精确度

88. 虽然 γ 刀装置的高于 X 刀装置,但由于 CT 定位的不确定度占重要位置,使得两者的总体精度接近

（89~91题共用备选答案）

    A. 微型源旋转原理　　　　　　B. 等中心旋转治疗　　　　　　C. 旋转调强

    D. 旋转集束　　　　　　　　　E. 旋转治疗床面

89. _____是立体定向放射治疗的基本特征

90. 在整个治疗过程中,加速器机架作 N 次等中心旋转,旋转过程中 MLC 不断改变射野的大小和形状,这种治疗方式称_____

91. X 射线立体定向放射治疗实施是采用旋转机架和_____相结合来完成照射的

（92~93题共用备选答案）

    A. 冠状面　　　　　　　　　　B. 矢状面　　　　　　　　　　C. 横截面

    D. 表面　　　　　　　　　　　E. 中心点

92. 在 X 射线立体定向放射治疗计划优化时,如果靶区周围有重要器官需要保护,可利用 Jell-O 原理,在_____上直接去掉经过重要器官的照射弧,改变重要器官和病变之间的剂量变化梯度

93. 在 X 射线立体定向放射治疗计划优化时,如果靶区在内为非球形而呈椭球形或不规则形状,通常用于_____中心技术,改变剂量分布与靶区的适合度

（94~95题共用备选答案）

    A. 多弧度旋转技术　　　　　　B. 数学计算模型　　　　　　　C. 逆向计划设计

    D. 微型源旋转原理　　　　　　E. Jell-O 原理

94. 在 X 射线立体定向放射治疗计划设计时,如果靶区周围有重要器官需要保护,可利用_____减少或改变旋转弧的起始位置即来控制冠状面或矢状面内的剂量分布,使其剂量分布形状与靶区形状一致并能保护重要器官

95. X 射线立体定向放射治疗是通过圆形准直器和_____来实现旋转集束照射的

（96~97题共用备选答案）

    A. CTM/RIDE 线性　　　　　　B. 立体定向定位框架

    C. 三维坐标重建精度　　　　　D. 立体定向摆位框架

    E. 数学计算模型

96. _____不影响立体定向放射治疗治疗靶区及重要器官的位置精度

97. 治疗计划优化中,目前大部分_____仍然集中在笔形束通量或能量通量分布,即射野剂量权重的计算,射线能量和射野入射方向仍靠人工经验

（98~101题共用备选答案）

    A. 治疗验证系统　　　　　　　B. 立体定向系统　　　　　　　C. 治疗计划系统

    D. 准直器系统　　　　　　　　E. 治疗实施系统

98. _____用于制定一个优化分割病变和重要器官及组织的治疗方案

99. _____的基本任务是实施立体定向照射

100. _____建立患者治疗部位的坐标系,进行靶区和重要器官及组织三维空间定位和摆位

101. X射线立体定向放射治疗以旋转集束为基本特征,是利用_____和旋转治疗床相结合来实施治疗的

(102~104题共用备选答案)

  A. OAR   B. DVH   C. OUR

  D. SRT   E. BEV

102. 立体定向放射治疗的治疗计划系统提供射野方向观即功能

103. 体积直方图的英文缩写是

104. 我国研制的γ刀治疗装置是

【参考答案】

（一）填空题

1. 半自动　全自动

2. 肿瘤剂量要求准确　治疗区域内的剂量分布要均匀,剂量变化不能超过±5%　照射野的设计应尽量提高治疗区域内的照射剂量,降低受照射区域内正常组织的受量范围　保护肿瘤周围重要器官免受照射,至少不能超过其允许的最大耐受剂量

3. 系统误差　随机误差

（二）选择题

1. B	2. C	3. E	4. A	5. A	6. E	7. D	8. A	9. C	10. A
11. C	12. B	13. A	14. B	15. A	16. E	17. E	18. C	19. B	20. D
21. A	22. D	23. D	24. E	25. E	26. A	27. B	28. B	29. D	30. B
31. D	32. E	33. E	34. A	35. A	36. E	37. E	38. C	39. E	40. D
41. C	42. A	43. D	44. E	45. B	46. A	47. E	48. E	49. B	50. A
51. D	52. E	53. C	54. E	55. A	56. A	57. C	58. B	59. B	60. D
61. D	62. E	63. E	64. A	65. B	66. C	67. E	68. A	69. E	70. C
71. D	72. E	73. E	74. A	75. B	76. E	77. E	78. A	79. C	80. D
81. D	82. D	83. A	84. C	85. B	86. C	87. D	88. B	89. D	90. C
91. E	92. E	93. E	94. E	95. A	96. E	97. E	98. C	99. E	100. B
101. D	102. E	103. B	104. C						

（迟　锋）

第六章　放射治疗计划设计与实施

【学习目标】

1. 掌握　放射治疗计划的实施。

2. 熟悉　在此过程中所使用的有关设备。

3. 了解　放射治疗的整个流程及前面所学的知识在具体治疗中应用的位置。

【重点和难点】

（一） 治疗计划的设计与要求

1. 照射野和照射技术的选择（难点） 现阶段常用的放射治疗技术包括以下几种：三维适形放射治疗（3D CRT）、调强放射治疗（IMRT）、容积旋转调强放射治疗（VMAT）、螺旋断层放射（TOMO）治疗、赛博刀（CyberKnife）、电子线照射。各治疗技术有其不同的特点，在设野时需遵循各自的规律。

2. 剂量分布的计算及优化（难点） 关注调强计划的设计流程和方法，区分 3D CRT 和调强计划设计思路上的区别。

（二） 治疗计划的验证与确认

治疗计划的修正和确认（重点）：治疗计划实施前需加以确认。了解放射治疗计划报告的基本内容。

（三） 治疗计划的实施与记录

治疗计划的实施（重点）：计划执行时需注意以下几个方面：物理参数的检查、治疗摆位、治疗体位的固定、图像引导的实施步骤。

【习题】

（一） 填空题

1. 放射治疗使用的主要放射源有_____、_____、_____。

2. 对于浅表或偏心位置的肿瘤和淋巴结转移病灶的治疗,应首选_____。

3. 三维适形放射治疗（3DCRT）其剂量分布特点为_____、_____、_____。

4. 常规适形治疗计划的评价方法有_____、_____、_____。

（二） 选择题

[A 型题]

1. 各类加速器产生的是

    A. α、β、γ 射线

    B. ^{131}I、^{32}P

    C. 电子束、质子束、中子束和高能 X 射线

    D. 紫外线

    E. 红外线

2. 立体定位放射治疗治疗剂量分布特点**不正确**的是

    A. 小叶集束照射,剂量公布集中

    B. 靶区周边正常组织剂量很小

    C. 靶区周边剂量梯度变化大

    D. 剂量大小比靶位置和靶体积重要

    E. 靶区内及靶区附近剂量分布不均

3. 利用加速器机架旋转照射和治疗床步进相结合来完成的调强治疗称

    A. 断层治疗

    B. MLC 动态调强

    C. 电磁扫描调强

    D. 独立准直器静态调强

    E. 条形挡块移动技术

4. 利用准直器叶片运动和照射同时进行的调强方法称

    A. 断层治疗

    B. MLC 动态调强

    C. 电磁扫描调强

    D. 独立准直器静态调强

    E. 条形挡块移动技术

5. 要求在照射方向上,照射野形状与病变形状一致,且靶区内及表面的剂量处处相等的放射治疗

A. 经典适形放射治   B. 调强适形放射治疗

C. 立体定向放射治疗   D. 常规体外照射

E. γ 刀治疗

6. 设计和实施放射治疗计划的目标是

  A. 对肿瘤的杀伤,而不必考虑正常组织

  B. 让肿瘤和正常组织得到相等的杀伤

  C. 确保正常组织无损伤的前提下,杀伤肿瘤

  D. 提高对肿瘤的杀伤力,同时尽量减轻正常组织的损伤

  E. 减轻肿瘤的损伤,同时尽可能增加对周围组织的杀伤

7. **不属于**技术员在平时工作中三查七对内容的是

  A. 照射前、中、后查   B. 核对患者姓名、射线质、照射方式

  C. 核对剂量(时间)、照射面积   D. 核对源皮距、各种附件

  E. 患者体厚

8. 通常鼻咽癌放射选择

  A. 电子直线加速器   B. 深部 X 射线治疗机

  C. 电子束   D. ^{125}I

  E. 后装治疗机

9. **不符合**鼻咽癌适形放疗设计的是

  A. 根据患者 X 线片确定适形野   B. 根据 CT、MRI,做治疗计划

  C. 直接在模拟机下勾画射野   D. 利用 X 线片做整体挡铅

  E. 医师根据经验直接在皮肤上画野

10. 适合腔内、管内治疗的病种为

  A. 宫颈癌   B. 舌癌   C. 肺癌

  D. 表浅皮肤癌   E. 体癌

11. 调强治疗的逆向计划设计**不包括**

  A. 据病变及周围重要器官和组织的三维解剖结构

  B. 预定靶区的剂量分布

  C. 预定危及器官的剂量限量

  D. 利用优化设计算法

  E. 确定治疗目标

12. 关于 X 射线的基本性质**错误**的是

  A. X 射线没有电荷,不受电场影响

  B. X 射线没有质量,不受重力影响

  C. 穿过物质时,其强度按指数衰变

  D. X 射线不属于电磁辐射

  E. X 射线不能被聚焦

13. X 射线立体定向治疗最突出的特点是

  A. 立体定向定位框架和摆位框架的使用

  B. 三维坐标重复的高精度

C. 靶区定位和摆位的准确,以及剂量在靶区内高度集中

D. 直线加速器的等中心的高精度

E. CT、MRI与PET等先进影像工具的辅助和图像融合技术的应用

14. 下列关于放疗技术员工作的基本要求描述**不正确**的是

    A. 每日工作前检查治疗机设备状况

    B. 检查各项安全指示灯及仪表各项指标是否正常

    C. 检查机器各项运动是否正常

    D. 检查各种常用摆位辅助装置是否齐全

    E. 检查治疗计划系统运行是否正常

15. 关于高能电子束临床特点的描述**错误**的是

    A. 电子穿射射程正于电子能量,根据不同肿瘤深度选择合适电子能量

    B. 到达一定深度后,剂量急剧下降,临床上利用这一特点可保护病变后正常组织

    C. 等剂量曲线呈扁平状,提供一个均匀满意的照射野

    D. 骨、脂肪、肌肉剂量吸收差别不明显,与普通X射线比无大差别

    E. 单野适宜治疗表浅及偏心肿瘤

16. 立体定向放射治疗中,可移动落地式等中心系统的缺点是

    A. 机械精度受加速器精度的影响

    B. 加速器治疗床的旋转范围受影响

    C. 加速器机架旋转范围受影响

    D. 增加了摆位难度

    E. 无法应用加速器的连锁功能

17. 关于 γ 刀的叙述,**错误**的是

    A. 仍然沿用了20世纪60年代末 Leksell γ 治疗机原型的基本结构和原理

    B. 在治疗机体部中心装有可多达201个^{60}Co活性放射源

    C. 放射源到焦点的距离约为40cm

    D. γ 刀照射野大小最终由不同规格的准直器决定

    E. 可以在焦点平面处提供边长为4~18mm的矩形照射野

18. **不属于**高能电子束百分深度剂量曲线组成部分的是

    A. 剂量建成区　　　　　　　　B. 高剂量坪区　　　　　　　　C. X射线污染区

    D. 剂量跌落区　　　　　　　　E. 指数衰减区

19. 关于调强放射治疗的叙述,正确的是

    A. 调强放射治疗与适形放射治疗唯一的区别是使用逆向治疗计划设计

    B. 调强放射治疗只能使用笔形束的剂量计算方法

    C. 调强放射治疗的实施方式只有动态调强和静态调强两种

    D. 调强放射治疗通常是在射野内进行强度调整

    E. 调强放射治疗只适用于凹形靶区

20. 高能电子束的深度剂量曲线分为剂量建成区、高剂量坪区、剂量跌落区和X射线污染区,治疗肿瘤时应使靶区位于

    A. 剂量建成区　　　　　　　　B. 高剂量坪区

C. 剂量建成区和高剂量坪区　　　　D. 高剂量坪区和剂量跌落区

E. 剂量跌落区和 X 射线污染区

21. 腔内照射的剂量学系统**不包括**

A. 斯德哥尔摩系统(SS)　　　　　　B. 巴黎系统(PS)

C. 曼彻斯特系统(MS)　　　　　　　D. 正交技术系统

E. 腔内照射的 ICRU 方法

22. 关于^{125}I 的特性,**不正确**的是

A. γ 射线能量较低　　　　　　　　B. 半衰期 59d

C. 用于插植治疗　　　　　　　　　D. 防护容易

E. 剂量分布不随肿瘤组织结构变化

【参考答案】

(一) 填空题

1. γ 射线等放射性核素　X 射线治疗机　电子线、质子及重离子

2. 高能电子线照射

3. 高剂量区的形状与病变(靶区)的形状一致　靶区外的剂量迅速下降　靶区内的剂量分布均匀

4. 二维横切面、冠状切面、矢状切面的剂量曲线分布图　三维剂量曲线分布图　DVH 图

(二) 选择题

1. C　　2. D　　3. A　　4. B　　5. B　　6. D　　7. E　　8. A　　9. E　　10. A

11. E　　12. D　　13. C　　14. E　　15. D　　16. C　　17. E　　18. E　　19. D　　20. A

21. D　　22. E

(袁峥玺)

第七章　放射治疗的质量控制与保证

【学习目标】

1. 掌握　放射治疗质量保证的定义;放射治疗质量保证的目的及要求;治疗剂量的确定和对剂量准确性的要求;放射治疗安全包含的主要内容;放射技师工作要求及质量保证(每日工作要求、摆位技术要求、患者体位要求及治疗记录单的填写要求、摆位质量保证指标)。

2. 熟悉　影像引导放射治疗的概念、方式及临床规范,影响锥形束 CT 影像配准的因素,治疗实施过程中对呼吸运动管理措施的验证与动态监控。

3. 了解　加速器、定位装置、剂量测量仪器及放射治疗计划系统等装置的质量保证。

4. 具有　良好的医患沟通能力;牢固的放射治疗安全意识和严格的质量控制与保证意识。

【重点和难点】

1. 放疗技师工作要求

(1) 每日工作前检查治疗机设备状况,检查电源、电压、试机。

(2) 检查各项安全指示灯及仪表各项指标是否正常。

（3）检查各种常用摆位辅助用品是否齐全，铅挡块托架是否牢固，托架透明、清晰度是否良好。

（4）检查机架、机头转角、床转角、运动方向、速度、激光灯是否正常。周围有无障碍物，电子显示角度与标尺刻度是否一致（±0.5°）。

（5）治疗前应认真测试该治疗机的射线质与剂量（输出量及不同中心深度剂量比），核对后在坐标纸上画出标点记录，若剂量参数超出规定范围的±2%，应请物理维修人员校正后方可治疗。

（6）灯光野的校对，将灯光野面积开至 10cm×10cm，并用坐标纸 10cm×10cm 面积校对灯光野，在标准源皮距下，需在 0°、90°、270°、180° 四个位置核对，每周进行一次灯光野的核对、误差±0.2cm。

（7）^{60}Co 治疗机每日治疗前，应试开关机 3~5 次，检查是否有卡源现象，源是否都在安全位和照射位，应检查是否更换新的时间、剂量换算表，需要时及时更换（每月必须更换新的换算表）。

2. 对放疗技师摆位技术要求

（1）认真查看放射治疗单的各项内容，如患者姓名、性别、年龄、诊断、照射条件（射线能量，照射距离、射线性质、射野面积）照射剂量、照射标志、照射方式、摆位要求（体位、填充物、固定器、挡板）、楔形板、医嘱要求及注意事项等。按照要求至少应有两位放疗技师同时进入治疗室共同摆位。

（2）对初次治疗的患者，要认真阅读其放射治疗单，注意核对医嘱、照射剂量等各项治疗条件，主管医师及物理师要跟随首次摆位，遇有疑问时，应立即请主管医师更正和说明，否则不可治疗，对患者及家属要交代放疗注意事项及下次治疗的时间。

（3）认真填写放射治疗单，仔细确认患者姓名、射线能量、照射方法、分割模式。按照等效方野边长，换算出治疗机的跳数（MU），准确地将控制台按照治疗条件设置好，请患者进入治疗室，并简要解释放疗时应注意的事项，同时将治疗床面降至最低，帮助患者上床，做好治疗准备。

（4）认真执行放疗计划，摆位时要按照要求，依次完成各项工作，尤其要注意患者的体位。同时注意两野之间的重叠区、楔形板的度数和放置方向、体位固定装置、重要器官的遮挡及需要放置的填充物等。

（5）摆位结束后，再次认真核对治疗距离和机架、机头、治疗床的转角角度；核对照射野面积、治疗体位的固定；必要时用室内激光定位灯及灯光野，观察治疗靶区和灯光野是否正确。治疗完毕后扶患者下床，做好下一个患者的治疗准备。

3. 放疗技师摆位中对患者体位的要求

（1）根据患者病变和布野要求，为确保照射范围剂量分配合理，保证治疗效果，应采用最佳体位。如胸部肿瘤宜采取仰卧位；腹部盆腔肿瘤有时采用俯卧位，乳腺切线照射宜选用乳腺切线照射固定器固定体位，乳腺电子线照射时可采用斜卧位。

（2）根据放疗设备的条件决定不同的治疗体位，有时病变治疗需要特定的体位，而治疗设备条件又有限时，就只好改变体位，采用适合设备本身条件的体位治疗。

（3）有些患者因健康状况及身体原因，不能按照常规规定的体位进行治疗，只好根据不同的情况来决定其治疗所需的体位。

（4）在保证治疗条件下，患者的体位要求尽可能舒适方便，容易重复，且简单易行。

（5）按照医嘱要求，每日照射体位及姿势必须一致。对其所用的楔形板、头枕等固定体位的辅助用品，其型号也必须统一。而且，头枕、床垫、衣着薄厚也要求一致。

（6）若患者自控能力较差时，则必须施行强制固定，以保证其治疗体位的不变。

（7）用激光定位灯摆位时，对体位的要求更加严格，其激光定位的中心线必须与体表、面罩及体膜的"十"字线相重合，当出现误差时，要以升床高度为准。

（8）在治疗过程中，技术员必须随时仔细观察监视器中患者的体位是否有移动，如有移动或患者示意，要立即关机，进入治疗室核对摆位要求，准确无误后再继续治疗。

4. 对放疗记录单填写要求

（1）每日必须在执行完当日医嘱放疗后用钢笔认真如实填写照射日期、疗程、射野序号、机器单位（照射时间）单次剂量、累加剂量，字迹要工整、清楚、累加剂量要准确。

（2）如因机器故障、患者及工作人员等各种因素使治疗计划未能按医嘱执行，应将中断原因写在备注栏内，如因患者移动而使机器转角，照射野序号，剂量多少有误时，都应按实际照射情况如实填写，以便采取补救方法。

（3）坚决不允许涂改照射时间、剂量、射野序号、累加剂量等，如因填写累加错误，可在错误记录上画一条线，在下一格记录正确数字（要保证错误记录也能看清楚）。

（4）要在治疗记录单上留有摆位人员和登记人员的位置，并且每执行完一照射野必须签名或盖章。

（5）每周必须核对一次治疗记录单有无差错，如剂量超出、累加剂量有误未及时执行新医嘱等。

（6）为确保医疗质量和工作人员的安全，以下情况可不治疗或暂停治疗：①机器运转不正常，不予治疗；②剂量监督系统失灵、时间剂量控制系统失灵、剂量率不稳、剂量平坦度不好（在超标情况下）、机头、机架转角不停、角度有误；③机器保护连锁系统失灵，其中包括治疗门、治疗床固定、铅托架连锁、限光筒连锁、楔形板度数、方向等连锁；④绝对不可用维修模式治疗，不可强行断开保护系统治疗。

【习题】

（一）名词解释

1. 质量保证（quality assurance，QA）

2. 质量控制（quality control，QC）

（二）选择题

[A型题]

1. 放射治疗质量保证英文缩写是

　　A. QC　　　　　　　　　　B. QA　　　　　　　　　　C. CA

　　D. GA　　　　　　　　　　E. QG

2. 放射治疗质量控制英文缩写是

　　A. QC　　　　　　　　　　B. QA　　　　　　　　　　C. CA

　　D. GA　　　　　　　　　　E. QG

3. 我国标准规定，加速器等中心指示的检定周期

　　A. 每日　　　　　　　　　　B. 每周　　　　　　　　　　C. 每月

D. 每半年　　　　　　　　　　　　　E. 每年

4. 我国标准规定,加速器剂量检测系统校准控制的检定周期

A. 每日　　　　　　　　　　B. 每周　　　　　　　　　　C. 每月

D. 每半年　　　　　　　　　　　　　E. 每年

5. 我国标准规定,加速器重复性的检定周期

A. 每日　　　　　　　　　　B. 每周　　　　　　　　　　C. 每月

D. 每半年　　　　　　　　　　　　　E. 每年

6. 我国标准规定,加速器线性的检定周期

A. 每日　　　　　　　　　　B. 每周　　　　　　　　　　C. 每月

D. 每半年　　　　　　　　　　　　　E. 每年

7. 我国标准规定,加速器移动束治疗的稳定性的检定周期

A. 每日　　　　　　　　　　B. 每周　　　　　　　　　　C. 每月

D. 每半年　　　　　　　　　　　　　E. 每年

8. 我国标准规定,加速器 X 射线的深度剂量曲线图的检定周期

A. 每日　　　　　　　　　　B. 每周　　　　　　　　　　C. 每月

D. 每半年　　　　　　　　　　　　　E. 每年

9. 我国标准规定,加速器电子辐射的深度剂量曲线图的检定周期

A. 每日　　　　　　　　　　B. 每周　　　　　　　　　　C. 每月

D. 每半年　　　　　　　　　　　　　E. 每年

10. 我国标准规定,加速器电子辐射穿透性的稳定性的检定周期

A. 每日　　　　　　　　　　B. 每周　　　　　　　　　　C. 每月

D. 每半年　　　　　　　　　　　　　E. 每年

11. 我国标准规定,加速器 X 射线射野(方野)的均整度的检定周期

A. 每日　　　　　　　　　　B. 每周　　　　　　　　　　C. 每月

D. 每半年　　　　　　　　　　　　　E. 每年

12. 我国标准规定加速器电子辐射野的均整度的检定周期

A. 每日　　　　　　　　　　B. 每周　　　　　　　　　　C. 每月

D. 每半年　　　　　　　　　　　　　E. 每年

13. 我国标准规定,加速器辐射野的半影的检定周期

A. 每日　　　　　　　　　　B. 每周　　　　　　　　　　C. 每月

D. 每半年　　　　　　　　　　　　　E. 每年

14. 我国标准规定,加速器 X 照射野的数字指示和光野指示的检定周期

A. 每日　　　　　　　　　　B. 每周　　　　　　　　　　C. 每月

D. 每半年　　　　　　　　　　　　　E. 每年

15. 我国标准规定,加速器电子辐射野的光野指示的检定周期

A. 每日　　　　　　　　　　B. 每周　　　　　　　　　　C. 每月

D. 每半年　　　　　　　　　　　　　E. 每年

16. 我国标准规定,加速器 X-辐射方式下限束系统的几何形状的检定周期

A. 每日　　　　　　　　　　B. 每周　　　　　　　　　　C. 每月

D. 每半年　　　　　　　　　　E. 每年

17. 我国标准规定,加速器辐射束轴的指示的检定周期
    A. 每日　　　　　　　　　B. 每周　　　　　　　　　C. 每月
    D. 每半年　　　　　　　　E. 每年

18. 我国标准规定,加速器辐射束轴相对于等中心点的偏移的检定周期
    A. 每日　　　　　　　　　B. 每周　　　　　　　　　C. 每月
    D. 每半年　　　　　　　　E. 每年

19. 我国标准规定,加速器旋转运动标尺的零刻度位置的检定周期
    A. 每日　　　　　　　　　B. 每周　　　　　　　　　C. 每月
    D. 每半年　　　　　　　　E. 每年

20. 我国标准规定,加速器治疗床的垂直运动的检定周期
    A. 每日　　　　　　　　　B. 每周　　　　　　　　　C. 每月
    D. 每半年　　　　　　　　E. 每年

21. 我国标准规定,加速器治疗床的等中心旋转的检定周期
    A. 每日　　　　　　　　　B. 每周　　　　　　　　　C. 每月
    D. 每半年　　　　　　　　E. 每年

22. 我国标准规定,需每周检定的项目是
    A. 剂量检测系统校准控制　　　B. 线性　　　　　　　C. 重复性
    D. 等中心指示　　　　　　　　E. 辐射野的半影

23. 我国标准规定,需每月检定的项目是
    A. 剂量检测系统校准控制　　　B. 线性　　　　　　　C. 重复性
    D. 等中心指示　　　　　　　　E. 辐射野的半影

24. 我国标准规定,需每半年检定的项目是
    A. 剂量检测系统校准控制　　　B. 线性
    C. 移动束治疗的稳定性　　　　D. 等中心指示
    E. 辐射野的半影

25. 我国标准规定,需每年检定的项目是
    A. 剂量检测系统校准控制　　　B. 线性　　　　　　　C. 重复性
    D. 等中心指示　　　　　　　　E. 电子辐射野的均整度

26. 放射治疗设备机械性能每周需要检查的项目是
    A. 机架等中心　　　　　　　　B. 标准源皮距　　　　C. 准直器旋转
    D. 束流中心轴　　　　　　　　E. 治疗床旋转中心

27. **不属于**加速器放疗前每日应检查的项目是
    A. 检查电源、电压、频率、相位等
    B. 检查设备安全联锁系统是否安全
    C. 检查设备机械运转情况是否正常
    D. 检查设备源进出情况是否正常
    E. 检查射野、剂量及各种指示是否正常

28. **不属于**加速器日检的项目是

A. 电源、电压、频率、相位　　　　B. 安全联锁　　　　　　C. 机械运转

D. 电子枪灯丝电压　　　　　　　　E. 射野、剂量

29. **不属于**物理技术方面 QA 的选项是

A. 治疗机、模拟机的机械和几何参数的检测与调整

B. 加速器剂量检测系统和^{60}Co 计时系统的检测与校对

C. 治疗计划系统的计算模型和物理数据的定期检验

D. 腔内组织间治疗和治疗安全的检测

E. 天然放射性本底的检测

30. 基准剂量仪分辨率的允许精度

A. ±0.1%　　　　　　　　　　　B. ±0.2%　　　　　　　C. ±0.5%

D. ±1%　　　　　　　　　　　　E. ±2%

31. 基准剂量仪零点漂移的允许精度

A. ≤±0.1%　　　　　　　　　　B. ≤±0.2%　　　　　　C. ≤±0.5%

D. ≤±1%　　　　　　　　　　　E. ≤±2%

32. 基准剂量仪反应时间的允许精度

A. <0.1s　　　　　　　　　　　B. <0.5s　　　　　　　C. <1s

D. <1.5s　　　　　　　　　　　E. <2s

33. 三维水箱剂量测定和标准测量值之差的允许精度

A. ±0.5%以内　　　　　　　　　B. ±1%以内　　　　　　C. ±2%以内

D. ±3%以内　　　　　　　　　　E. ±5%以内

34. 加速器、^{60}Co 及深度 X 射线机常规剂量测量(中心轴上参考点处)的允许不确定度是

A. ±5%　　　　　　　　　　　　B. ±3%　　　　　　　　C. ±2%

D. ±1%　　　　　　　　　　　　E. ±4%

35. 放疗摆位中 SSD 的允许精度

A. ±0.1cm　　　　　　　　　　B. ±0.2cm　　　　　　C. ±0.3cm

D. ±0.5cm　　　　　　　　　　E. ±2cm

36. 放疗摆位中 SAD 的允许精度

A. ±0.5cm　　　　　　　　　　B. ±0.2cm　　　　　　C. ±0.3cm

D. ±0.5cm　　　　　　　　　　E. ±2cm

37. 放疗摆位限皮距(X 射线)的允许精度

A. >5cm　　　　　　　　　　　B. >10cm　　　　　　　C. >15cm

D. >20cm　　　　　　　　　　　E. >25cm

38. 放疗摆位中灯光野与体表野(X 射线)的允许精度

A. ±0.1cm　　　　　　　　　　B. ±0.2cm　　　　　　C. ±0.3cm

D. ±0.4cm　　　　　　　　　　E. ±0.5cm

39. 放疗摆位中铅挡块与体表野(E 线)的允许精度

A. ±0.1cm　　　　　　　　　　B. ±0.2cm　　　　　　C. ±0.3cm

D. ±0.4cm　　　　　　　　　　E. ±0.5cm

40. 放疗摆位中定位激光灯中心线水平与垂直的允许精度

A. ±0.1cm   B. ±0.2cm   C. ±0.3cm

D. ±0.4cm   E. ±0.5cm

41. 放疗摆位中机头角的允许精度

    A. ±0.1°   B. ±0.2°   C. ±0.3°

    D. ±0.4°   E. ±1°

42. 放疗摆位中机架角的允许精度

    A. ±0.1°   B. ±0.2°   C. ±0.3°

    D. ±0.4°   E. ±1°

43. 放疗摆位中治疗床转角的允许精度

    A. ±0.1°   B. ±0.2°   C. ±0.3°

    D. ±0.4°   E. ±0.5°

44. 放疗摆位中治疗床高度的允许精度

    A. ±0.2cm   B. ±0.3cm   C. ±0.4cm

    D. ±0.5cm   E. ±1cm

45. 放疗摆位中照射时间的允许精度

    A. ±0.01min   B. ±0.02min   C. ±0.03min

    D. ±0.1min   E. ±0.2min

46. 放疗摆位中机器跳数(MU)的允许精度

    A. ±0.1cGy   B. ±0.5cGy   C. ±1cGy

    D. ±2cGy   E. ±5cGy

47. 放疗摆位中楔形板的允许精度

    A. 80%   B. 85%   C. 90%

    D. 95%   E. 100%

48. 放疗摆位中填充物的允许精度

    A. 80%   B. 85%   C. 90%

    D. 95%   E. 100%

49. 放疗摆位中铅挡块厚度(全防护)

    A. 1 个 HVL   B. 2 个 HVL   C. 4 个 HVL

    D. 5 个 HVL   E. 6 个半 HVL

50. 治疗机参数变化和治疗中患者体位移动造成的位置不确定度为

    A. <8mm   B. <4mm   C. <5mm

    D. <6mm   E. <10mm

51. 因患者或体内的器官运动及摆位时可允许的误差为

    A. <4mm   B. <8mm   C. <6mm

    D. <5mm   E. <3mm

52. 放射治疗摆位的指标中**错误**的是

    A. SSD±2.0cm   B. SAD±0.5cm   C. 限皮距>15.0cm

    D. 定位激光灯中心线±0.1cm   E. 机架角±0.1°

53. 治疗机和模拟机机械等中心允许精度是

A. ±1mm   B. ±2mm   C. ±2.5mm

D. ±1.5mm   E. ±3mm

54. 下列有关暂停治疗的描述**不正确**的是

A. 机器运转不正常时暂停治疗

B. 剂量监督系统失灵时暂停治疗

C. 强行断开安全保护系统治疗

D. 剂量率不稳定时暂停治疗

E. 机器保护连锁系统失灵时暂停治疗

55. 下列关于放疗技术员工作的基本要求描述**不正确**的是

A. 每日工作前检查治疗机设备状况

B. 检查各项安全指示灯及仪表各项指标是否正常

C. 检查机器各项运动是否正常

D. 检查各种常用摆位辅助装置是否齐全

E. 检查治疗计划系统运行是否正常

56. 体位固定能保证患者在治疗时

A. 能量准确   B. 机架转角准确   C. 楔形板准确

D. 射野位置准确   E. 机头转角准确

57. 有关放射治疗计划的实施环节**错误**的是

A. 患者体位固定   B. 放疗技师摆位   C. 放疗记录单填写

D. 治疗核对   E. 勾画靶区

58. 放疗技师摆位一般是应由几人进治疗室摆位

A. 1人   B. 2人   C. 3人

D. 4人   E. 5人

59. 对初诊患者非常规治疗计划,摆位技师和主管医师首次要

A. 安排定位时间   B. 安排治疗时间   C. 安排治疗计划

D. 一同摆位   E. 确定肿瘤剂量

60. 摆位时尤其要注意楔形板的

A. 大小位置   B. 上下位置   C. 左右位置

D. 前后位置   E. 度数和方向

61. 要在记录单上留有摆位人员和记录人员的签名位置,并且每执行完一次必须

A. 签名或盖章   B. 放疗医师检查   C. 放疗护师登记

D. 放疗物理师验证   E. 设备工程师维修

62. **不符合**放疗摆位中对患者的体位要求

A. 根据患者病变和布野要求摆体位

B. 根据设备照射方式摆体位

C. 根据患者一般状况摆体位

D. 婴幼儿治疗体位固定要求与成人相同

E. 依据激光定位灯摆位

63. 放疗技师摆位时需要核对记录单上项目**不正确**的是

A. 姓名   B. 性别   C. 职业

D. 诊断   E. 当日医嘱

64. **不属于**常规放疗单的内容

A. 患者姓名、性别等   B. 治疗体位   C. 物理条件

D. 处方剂量   E. 剂量仪的准确性

65. 下列描述**不正确**的是

A. 治疗条件不对或医嘱不清楚时暂停治疗

B. 机头、机架、床转角方向有误时暂停治疗

C. 剂量计算有误时暂停治疗

D. 无上级医师核对、签字的治疗计划暂可治疗

E. 铅挡块与照射野不符时暂停治疗

66. 下列描述**错误**的是

A. 每个治疗室必须安装应急灯

B. 新患者治疗前要交代好注意事项

C. 对行为不能自控或神志不清的患者体位要加绑带固定

D. 每次治疗完，患者不需要等技术员进入治疗室就可起身

E. 遇到机器故障通过对讲机告诉患者不要动或进入机房把患者放下

67. 放射治疗质量保证的目的是

A. 减少治疗计划设计不确定度

B. 保证治疗设备的运行精度

C. 建立不同放射治疗中心相对统一的辐射标定和剂量验证标准

D. 减少不必要的辐射照射

E. 以上都是

68. 按照 AAPM TG40 要求，双光子直线加速器质量控制要求，**不需要**每天进行质控检测的是

A. X 射线稳定性   B. 电子线的稳定性

C. 射线野与光野的一致性 D. 门连锁

E. 激光灯

69. 按照 AAPM TG40 要求，模拟定位机质量控制检测，**不需要**每月监测的是

A. 射野大小指示   B. 透视影像质量

C. 射线野与光野的一致性 D. 机架等中心旋转精度

E. 机架旋转角度指示精度

70. 放射治疗技师的主要职业功能**不包括**

A. 模拟定位机操作   B. 勾画靶区   C. 治疗机摆位

D. 治疗机的质量控制   E. 执行治疗操作

71. 目前较为常用的图像引导放射治疗(IGRT)设备有

A. 验证胶片   B. 电子射野影像装置(EPID) C. CBCT

D. 数字化 X 射线透视 E. 全部都是

72. 建议考虑使用呼吸管理措施的患者的呼吸运动度是

A. 2mm 以上   B. 3mm 以上   C. 4mm 以上

D. 5mm 以上 E. 10mm 以上

73. ^{60}Co 治疗机在每日治疗前,应试开关机 3~5 次以检查

A. 等中心精度 B. 照射野开启 C. 机架角度

D. 准直器角度 E. 是否卡源

[B 型题]

(74~76 题共用备选答案)

A. 每月 B. 每周 C. 每月

D. 每半年 E. 每年

74. 我国标准规定,加速器电子辐射的深度剂量曲线图的检定周期

75. 我国标准规定,加速器等中心指示的检定周期

76. 我国标准规定,加速器辐射野的半影的检定周期

(77~79 题共用备选答案)

A. ±0.1cm B. ±0.2cm C. ±0.3cm

D. ±0.4cm E. ±0.5cm

77. 放疗摆位中 SSD 的允许精度

78. 放疗摆位中灯光野与体表野(X 射线)的允许精度

79. 放疗摆位中定位激光灯中心线水平与垂直的允许精度

(80~82 题共用备选答案)

A. 放疗计划的设计 B. 放疗计划的执行

C. 放疗患者的定位、拍片 D. 质量控制和质量保证

E. 靶区剂量的确定

80. 放疗物理师的工作范围

81. 放疗技师的工作范围

82. 放疗物理剂量师的工作范围

【参考答案】

(一) 名词解释

1. 质量保证(quality assurance,QA):指经过周密计划而采取一系列必要的措施,以保证放射治疗的整个服务过程中的各个环节按照国际标准准确安全地执行。

2. 质量控制(quality control,QC):即采取必要措施以保证 QA 的执行,并不断修改其服务过程中的某些环节,以达到新的 QA 级水平。

(二) 选择题

1. B	2. A	3. C	4. B	5. D	6. D	7. C	8. D	9. B	10. B
11. D	12. E	13. D	14. C	15. C	16. E	17. C	18. D	19. E	20. C
21. C	22. A	23. D	24. B	25. E	26. D	27. D	28. D	29. E	30. B
31. B	32. D	33. C	34. B	35. D	36. D	37. C	38. B	39. D	40. A
41. A	42. A	43. A	44. D	45. A	46. C	47. E	48. E	49. E	50. E
51. B	52. D	53. C	54. C	55. D	56. D	57. D	58. B	59. D	60. E
61. A	62. D	63. C	64. E	65. D	66. D	67. E	68. C	69. D	70. B

71. E　72. B　73. E　74. B　75. C　76. D　77. E　78. B　79. A　80. D

81. B　82. A

（刘　芳）

第八章　常见肿瘤的模拟定位与放射治疗技术

【学习目标】

1. 掌握

（1）鼻咽癌、垂体瘤模拟定位与放疗技术。

（2）食管癌、肺癌、乳腺癌模拟定位与放疗技术。

（3）宫颈癌、直肠癌模拟定位与放疗技术。

（4）恶性淋巴瘤模拟定位与放疗技术。

2. 熟悉　口腔癌、鼻腔-鼻窦癌、前列腺癌、睾丸肿瘤模拟定位与放疗技术；头颈部、胸部、腹部及盆腔肿瘤三维放射治疗技术及注意事项。

3. 了解　胃癌、肝癌、胰腺癌、脑瘤、脑转移瘤等肿瘤放疗技术。

【重点和难点】

参见实训内容。

【习题】

选择题

[A型题]

1. 治疗计划的主要设计者是

　A. 医师　　　　　　　　　　B. 护师　　　　　　　　　　C. 物理师

　D. 技师　　　　　　　　　　E. 工程师

2. 治疗计划的主要执行者是

　A. 医师　　　　　　　　　　B. 护师　　　　　　　　　　C. 物理师

　D. 技师　　　　　　　　　　E. 工程师

3. 鼻咽癌的标准照射野为

　A. 面颈联合野+下颈锁骨上野　　　　B. 耳前野+全颈切线野

　C. 耳前野+面前品字野+全颈切线野　　D. 耳前野+面前品字野+耳后野+全颈切线野

　E. 面颈联合野

4. 喉癌如采用放疗,发生的喉癌照射野最小的部位是

　A. 声门型喉癌　　　　　　　B. 声门上型喉癌　　　　　　C. 声门下型喉癌

　D. 喉贯通癌　　　　　　　　E. 声门下癌

5. 口咽癌中发病率最高的为

　A. 舌根癌　　　　　　　　　B. 软腭癌　　　　　　　　　C. 扁桃体癌

　D. 咽壁癌　　　　　　　　　E. 口腔癌

6. 目前头颈部癌术前放疗的有效剂量为

A. 6 000cGy 　　　　　　　　B. 5 000cGy 　　　　　　　　C. 4 000cGy

D. 3 000cGy 　　　　　　　　E. 3 000~4 000cGy

7. 鼻咽癌常见的病理类型为

A. 低分化鳞癌 　　　　　　　B. 中分化鳞癌 　　　　　　　C. 高分化鳞癌

D. 分化差的腺癌 　　　　　　E. 未分化癌

8. 对鼻咽癌上、中颈部及下颈部切线野摆尾的**错误**要求是

A. 仰卧位肩垫枕,头尽量后仰 　　　　B. 头部放正,不可以左右歪头

C. 为提高表浅剂量需加蜡块 　　　　　D. 注意中间挡铅保护喉跟脑干

E. 两臂自然下垂于双侧中线

9. 鼻咽癌目前的根治性治疗手段为

A. 手术治疗 　　　　　　　　B. 放射治疗 　　　　　　　　C. 化学治疗

D. 激光治疗 　　　　　　　　E. 基因治疗

10. **不是**头颈部放疗的定位和固定技术的是

A. 呼吸门控 　　　　　　　　B. 热塑膜固定装置 　　　　　C. 去除义齿

D. 肩部约束带 　　　　　　　E. 发泡胶固定

11. 通常所指的头颈部肿瘤**不包括**的是

A. 鼻咽癌 　　　　　　　　　B. 口腔癌 　　　　　　　　　C. 脑胶质瘤

D. 甲状腺癌 　　　　　　　　E. 外耳道鳞癌

12. 鼻咽癌、口咽癌、口腔肿瘤放疗中常规保护的器官是

A. 甲状腺 　　　　　　　　　B. 喉 　　　　　　　　　　　C. 脊髓

D. 会厌 　　　　　　　　　　E. 舌

13. 食管癌前后对穿野照射,**不适合**的治疗方式是

A. 术前放疗 　　　　　　　　B. 术后放疗 　　　　　　　　C. 根治性放疗

D. 单纯放疗 　　　　　　　　E. 姑息性放疗

14. 食管癌一前两后野同中心定位时,转动机架后找后野中心时,应

A. 左右移床 　　　　　　　　B. 升降床 　　　　　　　　　C. 不可升降床

D. 横向移床 　　　　　　　　E. 纵向移床

15. 肺癌前后对穿野定位时,上界一般在肿瘤上

A. 1.0~1.5cm 　　　　　　　B. 1.5~2.0cm 　　　　　　　C. 2~3cm

D. 2~4cm 　　　　　　　　　E. 3~4cm

16. 肺癌水平侧位同中心定位时,野宽一般为

A. 7~8cm 　　　　　　　　　B. 6~7cm 　　　　　　　　　C. 5~6cm

D. 8~9cm 　　　　　　　　　E. 9~10cm

17. 乳腺癌锁骨上野半野定位时中心应放在

A. 锁骨上区 　　　　　　　　B. 锁骨头上缘 　　　　　　　C. 锁骨头下缘

D. 肺尖 　　　　　　　　　　E. 环甲膜下

18. 乳腺癌内乳野内界过体中线

A. 1cm 　　　　　　　　　　B. 2cm 　　　　　　　　　　C. 3cm

D. 4cm 　　　　　　　　　　E. 5cm

19. 乳腺癌半野切线下界在
    A. 乳房皱襞上 2cm　　　　　　B. 乳房皱襞上 1cm　　　　　C. 乳房皱襞下 1cm
    D. 乳房皱襞下 2cm　　　　　　E. 乳房皱襞处

20. 乳腺癌切线野内切野机架角一般在
    A. 15°~25°　　　　　　　　　B. 25°~40°　　　　　　　　C. 45°~60°
    D. 60°~75°　　　　　　　　　E. 60°~85°

21. 胸部肿瘤放疗后合并症**不包括**
    A. 放射性肺损伤　　　　　　　B. 放射性脊髓炎　　　　　　C. 食管炎
    D. 心脏损伤　　　　　　　　　E. 心脏肥大

22. 肺癌的放射治疗中,**不正确**的是
    A. 常规照射时,在非小细胞肺癌为 6 000~7 000cGy,1.8~2Gy/次
    B. 小细胞未分化癌为 5 000~6 000cGy,1.8~2Gy/次
    C. 同步放化疗时,剂量基本相同或稍降低剂量
    D. 三维适形和三维适形调强放射治疗时,可提高肿瘤的照射剂量
    E. 为了提高局部控制率,放疗剂量越高越好

23. 食管癌等中心定位完成后,**不需要**记录的数据是
    A. 肿瘤深度　　　　　　　　　B. 照射野大小　　　　　　　C. 机架角
    D. 患者体厚　　　　　　　　　E. 机头角

24. 肺癌定位的布野原则,**不正确**的是
    A. 治疗区包括原发灶　　　　　B. 不用考虑脊髓受量
    C. 治疗区包括受侵的邻近组织　D. 尽量保护正常的肺组
    E. 治疗区包括转移的淋巴结

25. 乳腺癌淋巴结转移首先应在何部位
    A. 锁骨上　　　　　　　　　　B. 腋窝　　　　　　　　　　C. 内乳
    D. 肺　　　　　　　　　　　　E. 对侧锁骨上

26. 对乳腺癌术后的病人,采用电子束旋转照射,较多野或切线野照射的优点是
    A. 剂量均匀性好　　　　　　　B. 无冷点存在　　　　　　　C. 无热点存在
    D. 深部正常组织剂量低　　　　E. 以上各项

27. 直肠癌三野同中心定位两侧野前界在股骨头的
    A. 1/2　　　　　　　　　　　B. 1/3　　　　　　　　　　C. 2/3
    D. 1/4　　　　　　　　　　　E. 1/5

28. 常规放射治疗中,小肠的耐受剂量为
    A. 25Gy　　　　　　　　　　B. 30Gy　　　　　　　　　C. 35Gy
    D. 45Gy　　　　　　　　　　E. 55Gy

29. 直肠癌垂直定位照射野的上界一般放在
    A. 腰 4 上缘　　　　　　　　B. 腰 4　　　　　　　　　　C. 腰 4 下缘
    D. 肛门水平　　　　　　　　E. 腰 5 下缘

30. 精原细胞瘤的致死剂量为
    A. 20Gy　　　　　　　　　　B. 25Gy　　　　　　　　　C. 30Gy

D.　35Gy　　　　　　　　　　　E.　40Gy

31. 子宫颈癌全盆后野中间挡铅主要是保护
    A.　宫颈　　　　　　　　　B.　直肠　　　　　　　　C.　子宫
    D.　阴道　　　　　　　　　E.　膀胱

32. 宫颈癌体外全盆腔照射野为
    A.　20cm×15cm　　　　　　B.　25cm×20cm　　　　　C.　30cm×25cm
    D.　8cm×15cm　　　　　　 E.　10cm×10cm

33. 宫颈癌治疗中,规定 B 点与 A 点的水平距离为
    A.　1cm　　　　　　　　　 B.　2cm　　　　　　　　 C.　3cm
    D.　4cm　　　　　　　　　 E.　5cm

34. 提出 A-B 点概念的是
    A.　巴黎系统　　　　　　　B.　斯德哥尔摩系统　　　C.　纽约系统
    D.　曼彻斯特系统　　　　　E.　北京系统

35. A-B 点概念中的 B 点指的是
    A.　盆腔淋巴结区　　　　　B.　闭孔淋巴结区　　　　C.　腹腔淋巴结区
    D.　宫颈参考点　　　　　　E.　穹窿参考点

36. 致死剂量大于 60Gy 的肿瘤是
    A.　精原细胞瘤　　　　　　B.　淋巴肉瘤　　　　　　C.　星形细胞瘤
    D.　宫颈癌　　　　　　　　E.　视网膜母细胞瘤

37. 垂体瘤定位时照射野中心放在
    A.　颞窝　　　　　　　　　B.　翼窝　　　　　　　　C.　垂体窝
    D.　下颌窝　　　　　　　　E.　颈静脉窝

38. 垂体瘤照射野大小一般为
    A.　4cm×4cm～5cm×5cm　　　　　B.　5cm×5cm～6cm×6cm
    C.　6cm×6cm～7cm×7cm　　　　　D.　3cm×3cm～4cm×4cm
    E.　7cm×7cm～8cm×8cm

39. 全脑全脊髓腰骶段野的下界在
    A.　骶 1 下缘　　　　　　　B.　骶 2 下缘　　　　　　C.　骶 3 下缘
    D.　骶 4 下缘　　　　　　　E.　骶 5 下缘

40. **不是**脑胶质瘤的设野技术的是
    A.　左右对穿野　　　　　　B.　一侧野加前野　　　　C.　一侧野+后野
    D.　多野 SSD 照射　　　　　E.　全脑照射

41. 全脑全脊髓照射中**不正确**的是
    A.　全脑照射注意铅挡不应照射的部位
    B.　全脊髓照射分野不需要留间隙
    C.　全脊髓照射分野时需要留间隙
    D.　全脊髓照射要保持颈椎呈水平位
    E.　全脑全脊髓一般仅用于髓母细胞瘤

42. 斗篷野定位上界是

    A. 下颌骨上缘上 1cm   B. 下颌骨上缘上 2cm

    C. 下颌骨下缘上 1cm   D. 下颌骨下缘上 2cm

    E. 下颌骨水平

43. 斗篷野的下界是

    A. 第七腰椎下缘   B. 第八腰椎下缘   C. 第九腰椎下缘

    D. 第十腰椎下缘   E. 第十一腰椎下缘

44. 斗篷野**不包括**

    A. 颈部   B. 锁骨   C. 腋窝

    D. 纵隔   E. 肺

45. 锄形野下界在

    A. 第四腰椎下缘   B. 第五腰椎下缘   C. 第六腰椎下缘

    D. 第七腰椎下缘   E. 第八腰椎下缘

46. 锄形野右界在右侧椎体旁

    A. 1cm   B. 2cm   C. 3cm

    D. 4cm   E. 5cm

47. CT 模拟定位比常规模拟定位**不具有**的优势是

    A. 靶区位于邻近剂量限制器官(如脊髓、脑干、肾和晶状体等)的病例

    B. 靶区形状极为不规则的病例

    C. 靶区立体定向放射治疗的病例

    D. 靶区需要切线野照射的病例

    E. 骨转移的病例

48. CT 模拟定位可不需要的设备

    A. CT 机   B. 激光定位系统   C. 三维计划系统

    D. 网络传输系统   E. 激光打印机

49. **不符合**放疗摆位中对病人的体位要求

    A. 根据病人病变和布野要求摆体位   B. 根据设备照射方式摆体位

    C. 根据病人一般状况摆体位   D. 婴幼儿治疗体位固定要求与成人相同

    E. 依据激光定位灯摆体位

50. 切线野照射技术适用于

    A. 肺癌术后   B. 胃癌术后   C. 颅脑预防照射

    D. 宫颈癌   E. 乳腺癌切除术后

51. **不适合**用楔形板照射技术的肿瘤有

    A. 上颌窦癌   B. 乳腺癌   C. 喉癌

    D. 皮肤癌   E. 直肠癌

52. 关于皮肤 T 细胞淋巴瘤下面说法**错误**的是

    A. 全身皮肤电子线照射(EBRT)是治疗皮肤 T 细胞淋巴瘤有效的治疗方法

    B. 一般采用分次治疗,总量 30Gy

    C. 射线能量的选择一般为 4~9MeV

    D. 用 10mm 厚的有机玻璃屏风做散射屏

E. 照射技术一般为双机架角多野照射或双对称旋转照射

53. TBI(全身照射)的毒副作用,常见的是

    A. 放射性肺炎   B. 放射性肾炎   C. 放射性肝炎

    D. 放射性食管炎   E. 荨麻疹

54. 造血干细胞死亡的定义为

    A. 失去分化能力   B. 丧失功能   C. 失去再增殖能力

    D. 失去扩散能力   E. 失去辐射敏感性

55. 电子束全身皮肤照射(TSEI)的适应证是

    A. 皮肤癌   B. 黑色素瘤   C. 蕈样肉芽肿

    D. 乳腺癌   E. 胸腺瘤

【参考答案】

选择题

1. C	2. D	3. A	4. A	5. C	6. B	7. A	8. A	9. B	10. A
11. C	12. B	13. C	14. B	15. A	16. C	17. C	18. A	19. D	20. C
21. E	22. E	23. D	24. B	25. B	26. E	27. A	28. D	29. E	30. B
31. B	32. A	33. C	34. D	35. B	36. D	37. C	38. A	39. C	40. D
41. B	42. C	43. D	44. E	45. A	46. B	47. E	48. E	49. D	50. E
51. D	52. D	53. A	54. C	55. C					

（黄 伟）

附录 全国医用设备资格考试直线加速器（LA）技师专业考试大纲（含γ刀技术内容）

LA 技术部分

第一篇 基础知识

第一章 总论

1. 放射治疗的历史、现状和发展方向

2. 放射治疗技师在放射治疗中的地位

3. 放射治疗技师应具备的基本技能

第二章 放射治疗物理学基础

1. 核物理基础

2. 电离辐射与物质的相互作用

3. 电离辐射的物理剂量量度和剂量测量

4. X(γ)线射野剂量学

5. 高能电子束

6. 辐射防护

第三章 放射治疗生物学基础

1. 放射生物在放射治疗中的意义

2. 电离辐射对生物的作用

3. 正常组织放射耐受量

4. 改变放射效应的措施

第二篇 相关专业知识

第一章 头颈部肿瘤

1. 概述

2. 鼻咽癌

3. 口腔癌

4. 喉癌

5. 鼻腔-鼻窦癌

6. 脑瘤

7. 垂体瘤

8. 脑转移瘤

第二章　胸部肿瘤

1. 食管癌

2. 肺癌（原发性支气管癌）

3. 胸腺肿瘤

第三章　腹部肿瘤

1. 乳腺癌

2. 恶性淋巴瘤

3. 直肠癌

4. 睾丸恶性肿瘤

5. 前列腺癌

第四章　宫颈癌

1. 概述

2. 治疗原则

3. 放射治疗

第三篇　专业知识

第一章　放射治疗机及辅助设备

1. 放射源的物理性质

2. kV 级 X 射线治疗机

3. 远距离 ^{60}Co 治疗机

4. 医用电子直线加速器

5. 近距离治疗装置

6. 模拟定位机和 CT 模拟机

7. 治疗计划系统

8. 射野挡块及组织补偿

9. 治疗验证及其设备

第二章　放射治疗过程

1. 临床剂量学原则

2. 靶区定义和剂量描述方法

3. 放射治疗过程

第三章　照射技术和照射野设计

1. 放射源的合理选择

2. 外照射技术的分类及其特点

3. 高能电子束和 X(γ)射线照射野设计原理

4. 相邻野设计

5. 切线野设计

第四章　调强适形和立体定向放射治疗

1. 适形放射治疗

2. X(γ)射线立体定向治疗

第五章　放射治疗的质量保证

1. 放射治疗设备的性能精度

2. 放疗计划的实施和核对

第四篇　专业实践能力

第一章　放射治疗技师的职责

1. 放射治疗技术员的工作职责

2. 放射治疗技术员的工作要求及质量

3. 应急处理

第二章　常见肿瘤的模拟定位技术

1. 胸部肿瘤模拟定位技术

2. 腹部肿瘤模拟定位技术

3. 头颈部肿瘤模拟定位技术

4. CT 模拟定位技术

第三章　常见肿瘤的照射摆位技术

1. 治疗体位及体位固定技术

2. SSD 摆位技术

3. SAD 照射技术

4. 乳腺癌切线照射及相邻野照射

5. 楔形板照射技术

6. 大面积不规则野照射技术

7. X(γ)线全身照射

8. 电子线全身皮肤照射技术

X（γ）刀技术部分

第一章　X(γ)刀(立体定向治疗)的概念及应用范围

1. X(γ)刀发展史

2. X(γ)刀(立体定向治疗)的概念

3. X(γ)刀(立体定向治疗)的应用范围

4. X(γ)刀的副反应(1 级:急性反应;2 级:早期迟发反应;3 级:晚期迟发反应)

5. 放射外科所涉及的靶区类型

第二章　γ 刀系统

1. γ 刀的种类及原理

2. 各种 γ 刀的布源方式

3. γ 刀的组成

4. γ 刀的治疗程序

5. γ 刀的质量保证及质量控制

第三章　X 刀系统

1. X 刀的概念、原理及与 γ 刀的区别

2. X 刀准直器的种类

3. X 刀的投照方式(①单平面旋转照射;②多个非共面聚焦弧照射;③全动态旋转照射)

4. X 刀的适应证

第四章　X(γ)刀的小野剂量学

1. 剂量学参数(百分深度剂量、射野散射因子、准直器散射因子、射野离轴比)

2. X(γ)刀剂量分布特点(4个特点)

3. 小病灶放射外科治疗评价的标准

4. 放射外科处方剂量的影响因素

第五章　头部 X(γ) 刀治疗的临床应用

1. 颅内血管畸形

2. 听神经瘤

3. 脑膜瘤

4. 垂体瘤

5. 颅内转移瘤

6. 胶质瘤

7. 癫痫

8. 三叉神经痛

9. 震颤性麻痹

第六章　体部 γ 刀的临床应用

1. 总的治疗原则及适应证

2. 禁忌证

3. 常见体部肿瘤的 γ 刀治疗(肺癌、肝癌、胰腺癌)

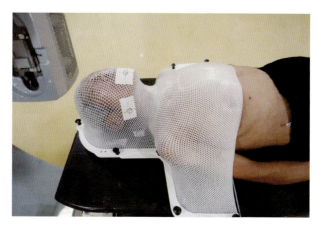

彩图 1-1　鼻咽癌定位体位示意图

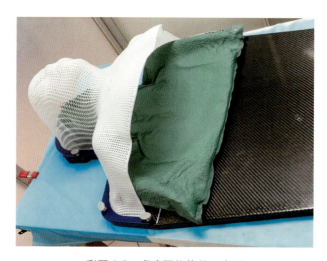

彩图 1-2　喉癌摆位体位示意图

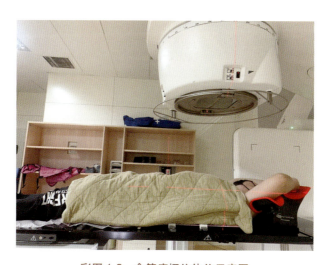

彩图 1-3　食管癌摆位体位示意图

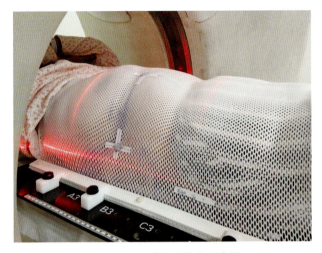

彩图 1-4　肺癌定位体位示意图

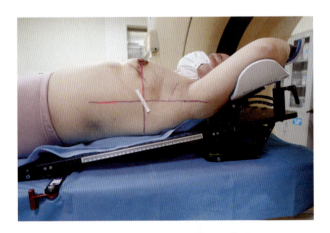

彩图 1-5　乳腺癌定位体位示意图

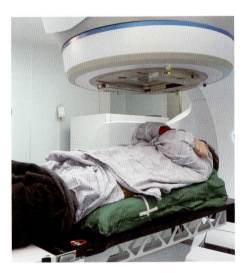

彩图 1-6　直肠癌定位体位示意图

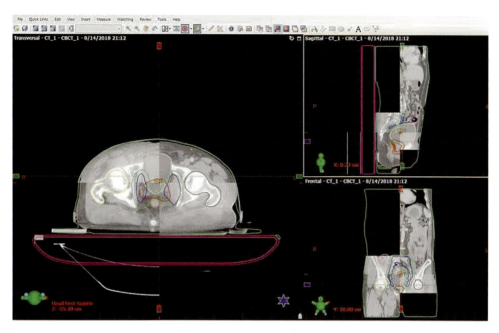

彩图 1-7　前列腺癌 CBCT 图像配准界面

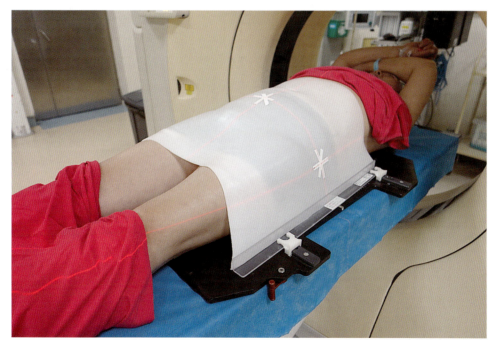

彩图 1-8　宫颈癌定位体位示意图

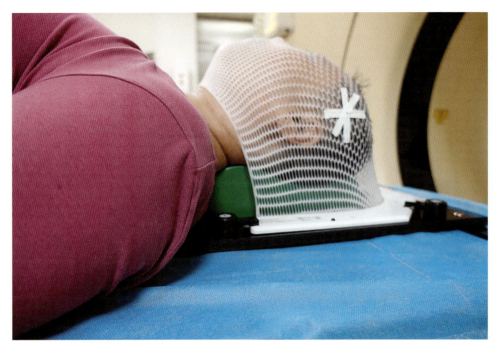

彩图 1-9　垂体瘤定位体位示意图

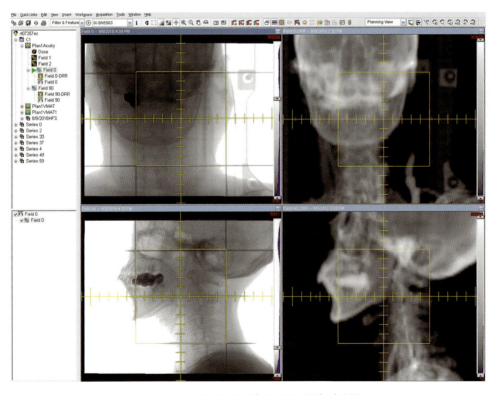

彩图 1-10　X 射线验证片与 DRR 图像对比图